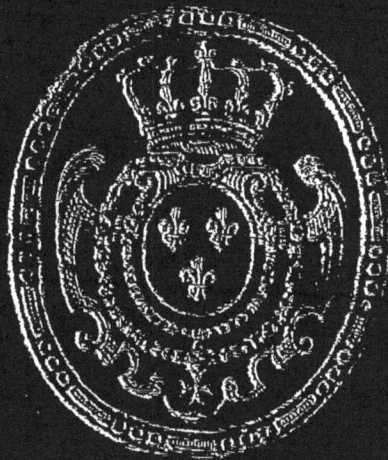

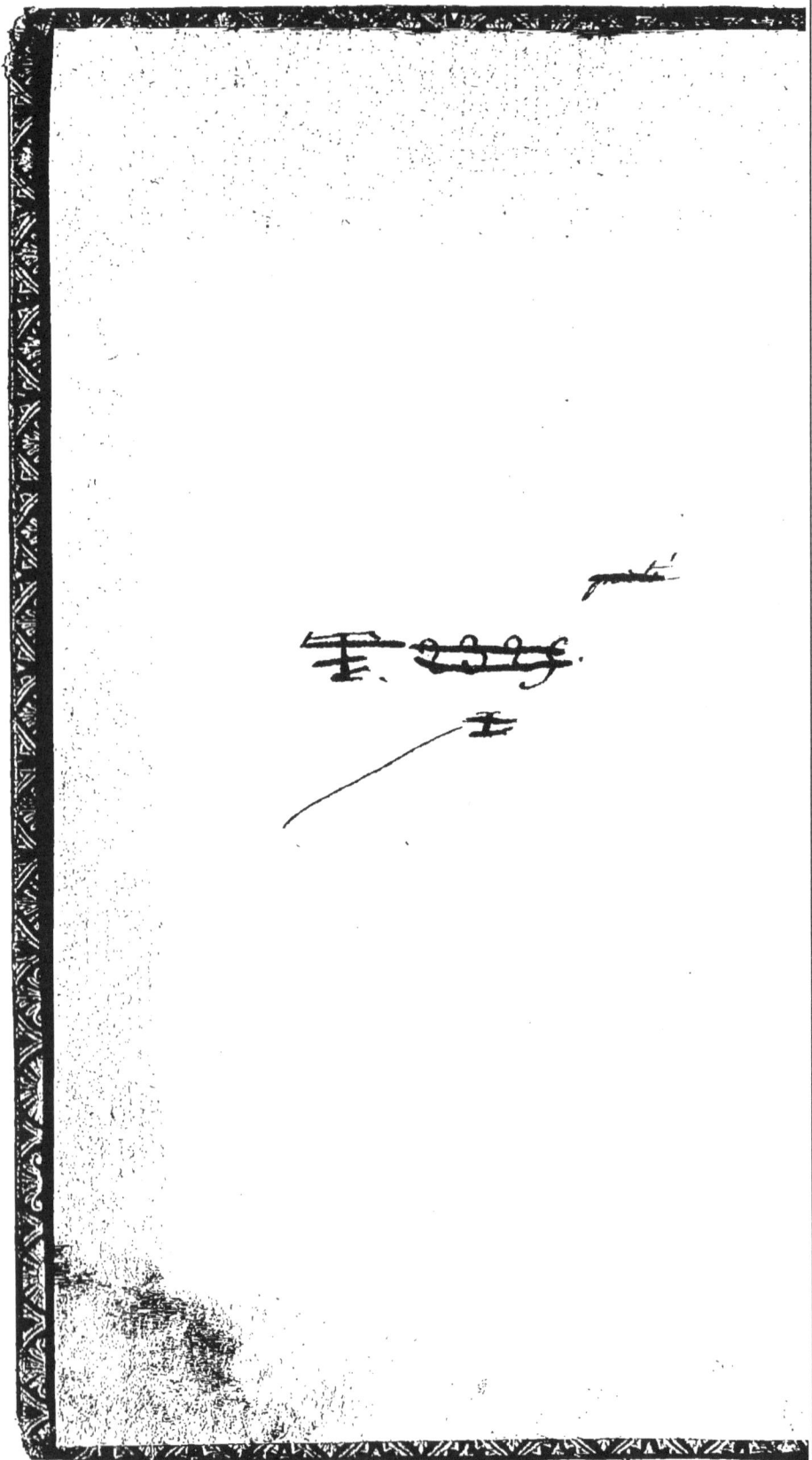

par M. Bordeu, médecin
de la faculté de Paris.

RECHERCHES

SUR QUELQUES

POINTS D'HISTOIRE

DE LA

MÉDECINE.

TOME PREMIER.

RECHERCHES

SUR QUELQUES

POINTS D'HISTOIRE

DE LA

MÉDECINE,

Qui peuvent avoir rapport à l'Arrêt de la Grand'Chambre du Parlement de Paris, concernant

L'INOCULATION,

Et qui paroiffent favorables à la tolérance de cette opération.

TOME PREMIER.

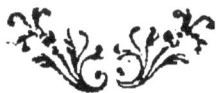

A LIEGE,

Et fe trouve A PARIS,

Chez CAILLEAU, Libraire, rue S. Jacques, près les Mathurins, à Saint André.

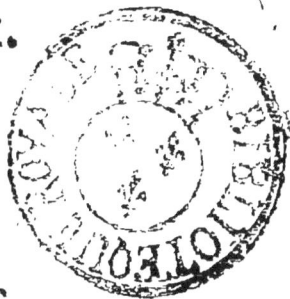

M. DCC. LXIV.

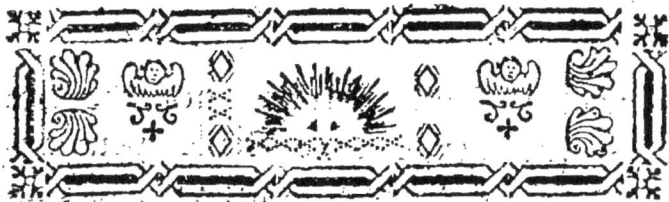

RECHERCHES

SUR

L'HISTOIRE DE LA MEDECINE

ET SUR LA TOLERANCE.

DE L'INOCULATION.

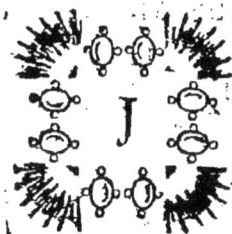

E ne connois que deux
Médecins dans Paris qui
puissent fixer un avis sur
l'Inoculation, ou l'appuyer
comme il doit l'être, sur
un grand nombre d'observations : Mr.
Hosty, médecin de la Faculté de Paris,
& Mr. Gatty , médecin consultant du
Roi. Le premier ayant fait une étude particulière de tout ce qui peut
avoir trait à cette question , s'est
transporté en Angleterre , où il a été

s'enrichir d'un certain nombre de faits que l'expérience seule peut apprendre. Le second ayant voyagé dans le Levant, qui est le berceau de l'Inoculation, y a fait, de même qu'en Italie, une recolte abondante sur cette matière

L'un & l'autre de ces Médecins auxquels on ne sauroit sans injustice refuser les connoissances nécessaires à leur état, se sont, pour ainsi dire, voués à l'Inoculation : ils ont fait chacun plusieurs heureuses expériences dans Paris : c'est au moins un préjugé des plus favorables pour cette méthode.

On peut, après ces deux Médecins, en nommer encore deux autres dont la décision a beaucoup de poids. Mr. Petit, le père, premier Médecin de Son Altesse Sérénissime Monseigneur le Duc d'Orléans, & Mr. Antoine Petit, Médecin de la Faculté de Paris. Le premier, loin d'avoir survecu à sa réputation faite depuis longtems, la rend au contraire de jour en jour plus brillante. Dans un âge où les talens languissent ordinairement, & où l'on vit de repos & de sa gloire passée, ce Pra-

ticien infatigable s'ouvre une nouvelle
carrière, il fe décide pour l'Inoculation
qu'il protége & qu'il pratique lui-même avec fuccès. Le feçond, célébre
par fes beaux talens, combat avec force les préjugés contre l'Inoculation ;
il l'adopte, il la pratique, & fe loue
du parti qu'il a pris. Cette méthode a t'elle donc d'invincibles attraits?

Quel eft le Français qui n'ait été
frapé du parti courageux pris fous nos
yeux par un Médecin de la première claffe ? Mr. Tronchin qui fe croyant
affuré par fon expérience de la bon-
té de l'Inoculation, eft venu la prati-
tiquer au milieu de Paris. Nous ne
pouvons fans doute nous empêcher
d'adopter & de regarder comme un
des nôtres, un Médecin qui, en raf-
furant tous les bons citoyens fur la fanté d'un Prince & d'une Princeffe chers
à l'Etat, a donné lieu à de plus grandes efpérances, & fait naître de plus
grands defirs. Quel autre fentiment en
effet l'étoile de Mr. Tronchin a t'elle
pû allumer dans des cœurs honnêtes &
généreux ! & de quelle émulation falu-
taire à la Patrie ; nous qui cultivons

A 3

aussi la médecine, n'avons nous pas dû être enflammés ?

La principale question sur l'Inoculation devroit paroître décidée, après l'exemple de ces maîtres de l'art. Cet exemple peut suffire pour des particuliers ; mais il s'agit du bien général & du corps de la société. La justice qui veille également à la conservation de tous les sujets du Roi, ordonne que chaque Médecin donne son avis. Après un pareil ordre tout Médecin a droit de parler ; si on vouloit l'oter à quelqu'un, il seroit dans le cas de dire, ainsi que le disoit Caton, qu'il lui suffisoit que le monde demandât pourquoi Caton n'avoit point de statue. Le public ne peut douter qu'en vertu de l'arrêt du Parlement tout Médecin de la Faculté n'ait été requis de donner son avis. A l'exemple de mes confrères, je hazarderai mes conjectures : elles seront telles qu'on peut les attendre de quelqu'un qui a aussi peu d'expérience que j'en ai sur cette matière. Je n'ai suivi que dix Inoculations ; ceux qui sont les derniers parmi nous ouvrent les avis : c'est notre usage ; je dois par le rang que j'occupe parler des premiers & attendre la décision de nos anciens : je l'attendrai.

La maniére dont j'ai présenté la question m'a conduit à mettre sous les yeux du public une esquisse des opinions diverses qui ont regné dans notre art. Quelques traits qui regardent les médecins, ou bien l'histoire de la médecine, ne déplairoit pas sans doute, si ma façon de les rendre étoit supportable. C'est une histoire trop peu connue du commun des hommes, que celle de nos prédécesseurs célébres dans les divers états. Elle mériteroit l'attention d'un écrivain qui, avec des talens supérieurs auroit beaucoup de connoissances & les ressources nécessaires pour se faire lire sans ennui. Elle n'intéressera jamais, comme elle devroit le faire, lorsqu'elle sera tracée par un pinceau gothique & sans ame.

J'ai réduit les médecins à huit classes principales. 1°. Les Empiriques ou ceux qui ne suivent que l'expérience. 2°. Les Dogmatiques & notamment

les Méchaniciens ou les Phisiciens modernes. 3°. Les Observateurs qui, dans
le traitement des maladies, suivent la
nature pour guide. 4°. Les Praticiens,
les Pyrroniens, ou les Antisistématiques
qui composent leur secte des débris
des autres. 5°. Les Médecins militai-
des. 6°. Les Médecins Théologiens
7°. Les Médecins Philosophes. 8°.
Les Médecins Juristes.

Il s'agit d'examiner quel doit être
l'avis des divers Médecins sur l'Inoculation, suivant les principes des Empiriques, des Méchaniciens, des Observateurs ou des autres. C'est le plan
de cet ouvrage dont l'objet principal
seroit de soumettre à la justice des
faits dont elle aura peut-être besoin
pour peser, comparer & réduire à
leur juste valeur les avis des Médecins.

Eh! quel autre objet peut avoir
aujourd'hui tout Médecin, que celui
de concourir au bien que notre auguste Sénat prépare à la Société? Il
veut nous entendre & pénétrer dans
nos dogmes & dans nos maximes ;
c'est le plus beau jour de la médeci-

ne ; elle écoutera la Justice , & la conduira dans les détours les plus cachés de l'art. Tous nos livres font ouverts ; nos opinions particulières font dévoilées , nos discussions font soumises au jugement des sages.

Le public nous goutera mieux lorsque nous aurons l'approbation , & que nous suivrons les ordres de la Puissance Souveraine qui veille fur les intérêts de la Société , de même que fur notre doctrine & fur nos mœurs. Puisse la vigilence du Parlement , appui de nos régles , de nos statuts & de notre existence , ne point s'arrêter précisément à ce qui regarde l'Inoculation, & péfer aux poids des loix tant d'autres objets qui regardent la médecine françoise.

Puisse le meilleur des Rois jouir longtems des soins assidus & éclairés du Médecin qu'il a choisi pour veiller fur fa fanté ! Puisse-t-il jetter un coup d'œil fur la médecine de fon Etat ! Dix mille de fes fujets tiennent la médecine & l'exercent d'une manière ou d'autre dans fon Royaume. Si notre doctrine , nos opinions,

nos mœurs, nos prétentions, nos
usages n'étoient contenus dans de jus-
tes bornes, nous pourrions devenir
les ennemis les plus à craindre des
peuples ; il nous faut de la liberté ;
mais nous avons besoin de frein. Il
nous faut des régles, mais elles ne
peuvent être si générales qu'elles em-
brassent tous les cas particuliers. Notre état qui semble nous humilier devant
tous les hommes & qui nous rend
les esclaves de chaque particulier, nous
éleve aussi au dessus de tous ; notre éle-
vation pourroit se changer en tirannie,
puisqu'elle soumet le monde à nos décisions journalières.

Le dirai-je ? quoique je sois pénétré
de respect pour un grand nombre de
ceux qui cultivent les diverses parties
de la médecine ; quoique les connoissances des Médecins d'aujourd'hui
puissent entrer en parallèle avec celle
des siécles les plus heureux ; quoique
je pûsse aisément parmi les Médecins
français, trouver, après celui qui est
le premier à tant de titres, des hommes
de grands talens & de grandes vertus, des connoissances sublimes &

une pratique confommée, des talens
utiles, agréables & louables en tout
point. Le dirai-je ? nous avons encore
à combattre quelques reftes de l'im-
preffion que firent fur notre médecine les fiécles barbares malheureufement trop peu reculés.

CHAPITRE PREMIER.

Les Medecins Empiriques ou qui s'attachent uniquement à l'expérience,

§ I.

La Médecine Empirique a exiſté de
tout tems : elle eſt ſemblable à
la religion naturelle : elle ne fut
d'abord que l'inſtinct des hommes.

IL eft une médecine populaire &
née, pour ainfi dire, avec les hommes : ils l'ont toujours portée par
tout, & partout cultivée avec un foin
égal ; la néceffité la leur a dictée,

comme elle leur apprit à se préparer
divers alimens & diverses boissons ; ils
ont dû songer à se soulager ou à se
guérir, comme à se couvrir, à se lo-
ger, à se garantir de tous les accidens
possibles. Telle est la médecine empirique, fondée sur des expériences journalières. Les Pères l'apprirent à leurs
enfans ; les diverses générations la firent passer des unes aux autres ; & notre génération la prépare à celles qui
lui succéderont.

Mère ou matrice de toutes les autres médecines, si on peut ainsi parler,
ou de tous les autres sistêmes sous
lesquels cet art a été cultivé, la médecine empirique a souffert bien des
révolutions : les sectes qui lui devoient
leur origine, l'ont dédaignée ; elle a
passé pour un tissu de fables ou d'erreurs dans de certains pays ; dans d'autres, elle a été reléguée chez des gens
sans aveu. Le nom d'Empirique est
devenu une sorte d'injure ou d'imputation odieuse.

Mais cette médecine naturelle a eu
ses tems d'éclat, ses partisans & ses
grands hommes ; elle a longtems re-

gné seule sur des nations entières ; il y
en a encore de très nombreuses qui ne
connoissent que ses préceptes ; elle a
rendu de grands & d'importans services
à l'humanité, elle n'a cessé, & ne cessera
sans doute jamais d'avoir de zélés dé-
fenseurs, même au milieu des sectes de
Médecins qui lui semblent les plus op-
posées. C'est ce qu'il s'agit de prouver
& d'éclaircir : nous le devons pour l'objet présent de l'Inoculation de la petite
vérole ; c'est dans le sein de l'empirifme même que l'Inoculation a pris naif-
sance ; c'est à lui qu'il faut attri-
buer cette découverte, comme celle de
la plûpart, je dis plus, comme celle
de tous les remédes.

Semblable, j'ose l'avancer, à la religion naturelle, l'Empirisme eut pour
premier fondement une sorte d'instinct
ou de sentiment né avec nous : on en
voit des étincelles dans les bêtes, &
on en retrouve des traces chez quelques sauvages ; mais les mœurs l'ont
presqu'entièrement détruit dans les Villes & parmi les grandes sociétés : elles
ont étouffé chez les malades le langage de l'instinct : elles ont rendu

les esprits des médecins, préoccupés & chargés d'autres connoissances, inhabiles à entendre ce langage. Ces deux causes à proportion qu'elles ont acquis plus de force, ou à proportion que les hommes ont multiplié les villes, qu'ils se sont plus accoutumés à vivre en société, & les médecins à s'orner l'esprit des connoissances sublimes des sciences, ont, il est vrai, dérouté l'Empirisme, il s'est chargé peu à peu de mille pratiques qui ont produit, comme l'abus ou le mauvais usage de la religion naturelle, une sorte d'idolâtrie, ou un amas immense de recettes & de décisions non moins folles que les extravagances du Paganisme.

Ils regneroient seuls encore, le Paganisme ou la religion naturelle déchue de sa première pureté, de même que l'Empirisme corrompu par les visions des esprits crédules & des demi-savans; ces deux monstres, enfans corrompus de la sage nature, tiranniseroient encore l'espèce humaine, si d'un côté la révélation n'étoit venu éclairer, instruire, assujettir, revivifier les hommes, & si, pour ce qui regarde la médecine, les sciences ne s'étoient entièrement épurées, & surtout si elles n'avoient été secourues de l'appui des loix.

Mais cette réforme des sciences a t'elle entièrement vaincu l'Empirisme? l'a t'elle détruit? a t'elle pû le faire? non sans doute. D'abord elle ne l'a point pû, ou bien elle n'a pas été en droit de le tenter ; car ce droit que la religion n'a point dicté, puisqu'elle laissé les hommes disputer & s'exercer sur les choses purement humaines, telles que la médecine, aucune législation ne l'a donné à personne sans des restrictions bien sensibles. Il est permis à tout le monde d'examiner la nature, les fondemens, l'utilité ou les desavantages de l'Empirisme , & de le comparer aux autres sectes de médecine.

L'Empirisme ou la médecine expérimentale, ne fut donc au commencement que l'instinct des malades & de ceux qui cherchèrent à les secourir ; d'où naquit une curiosité active & industrieuse pour faire des essais de toute sorte de remédes : le hazard vint à l'appui; l'observation ramassa & mit, pour

ainſi dire , en dépôt le reſultat des
diverſes épreuves ; la comparaiſon des
malades à traiter avec ceux qui avoient
été précédemment ſoulagés , guèris ,
ou qui s'étoient mal trouvés d'un reméde , aida à former une ſorte de corps
de doctrine.

Il n'y eut point d'écoliers uniquement deſtinés à l'apprendre , des
livres pour la conſerver , des Profeſſeurs pour la préconiſer , l'inſtinct ,
le ſens commun , les talens naturels de
quelques perſonnes , l'expérience qu'elles avoient acquiſe , le deſir d'être utile
à ſon prochain ; le recit des faits dé-
pouillés de toute diſcuſſion ſcientifique,
voilà quels furent les livres , les écoliers
& les profeſſeurs des Empiriques.

Dire que ces Empiriques ne raiſon-
noient point & qu'ils étoient même
hors d'état de raiſonner à cauſe de
l'ignorance profonde dans laquelle ils
vivoient au ſujet des hautes ſciences ,
c'eſt en impoſer évidemment , c'eſt ſe
jouer de la credulité du monde; c'eſt
vouloir ſuivre les excès des Dialecticiens
& d'autres ſectes ſavantes , qui préten-
dirent que les connoiſſances les plus

communes étoient sujettes à leurs loix;
les Empiriques ont toujours raisonné ,
comparé à leur manière la nature & les
circonstances des maladies, choisi l'es-
péce , gradué les doses des remédes,
saisi les tems qui leur ont paru les
plus propres à leur application. Tout
cela est évident , & il n'y eut jamais
d'Empirique parfait , comme on veut
prendre ce mot à la rigueur.

Je trouve partout cet Empirisme
raisonnable que je viens de définir ;
je vois que par tout il fut le berceau des autres sectes de médecine , que ces sectes ne furent d'a-
bord que des recueils d'histoires ou
d'observations faites par les Empiriques , & sur lesquelles on batit ensuite diverses théories ; je le retrouve dans les ouvrages des plus cé-
lèbres Dogmatiques ; de ceux-même qui se crurent les plus opposés à l'Empirisme ; je le retrouve enfin dans tous les divers traitemens
de toutes les maladies.

§ II.

L'Empirisme naturel en Egypte, chez les Caldéens, en Grèce. Hippocrate tenoit a l'Empirisme, Hippocrate compare a Homère. La médecine chez les Romains.

QU'étoit la médecine dans les contrées malsaines d'Egypte avant qu'elle y fut mise entre les mains des Prêtres ?
Ces Prêtres eux-mêmes n'étoient que
des Empiriques renforcés par le relief
de leur état ; ils avoient sans doute leurs
émissaires, leurs apprentifs Prêtres repan-
dus dans leurs campagnes où croissoit
& prospéroit l'Empirisme à côté du
senné, de la casse & des autres remédes ; & où ces apprentifs faisoient leurs
cours & prenoient leurs grades pour
arriver enfin à celui de Prêtre & de
Médecin.

Ces Chaldéens, ces Mages si occupés des mouvemens des astres & de la
démangeaison de prédire les choses à
venir, ignoroient-ils entièrement la mé-

decine & ne la cultivoient-ils pas comme la Poëfie ? Ces efprits avides de favoir, ne negligerent point les chofes les
plus utiles ; la connoiffance des maladies,
celle des plantes & de leurs vertus ; ils
étoient quelque fois malades, ces grands
perfonages, quoique fobres, forts &
libres ; leurs enfans, leurs femmes,
leurs vieillards, & leurs efclaves leur
fourniffoient mille expériences à faire :
tout étoit neuf pour eux.

La Grèce énorgueillie d'avoir produit Hippocrate, ne peut oublier que
ce Médecin ne naquit que dans la qua-
tre-vingtième olimpiade environ 500
ans avant l'ére chrétienne & que plufieurs
fiécles avant Hippocrate il y avoit des
Médecins même dans fa famille, fi
Efculape, fi le Centaure Chiron firent
une grande figure dans ce coin du
monde qu'occupoient les Grecs, les autres nations avoient auffi leurs Médecins & leur médecine ; ainfi quand
même Hippocrate & fes ancêtres ne
devroient pas être mis dans la claffe
des Empiriques, cette claffe de Médecins
n'y perdroit pas grand chofe, puifqu'elle exiftoit longtems avant tous ces
Grecs connus.

Il seroit aisé de rapporter des preuves de ce fait; elles n'ont point échappé aux Historiens de la médecine : on sait d'ailleurs que la Grèce étoit très-féconde en gens de lettres de toutes les espèces, & par conséquent en malades & en Médecins. On sait que trois cens Auteurs y firent en même tems la description d'une bataille, & on peut bien se douter que plus de trois cens médecins auroient pû y traiter le même malade.

Hippocrate lui-même tenoit par bien des côtés à l'Empirisme, on vit chez lui, & on trouve encore dans ses ouvrages d'un côté les plus grandes vues, les idées les plus sublimes, les observations les mieux faites & les mieux rendues, des tableaux aussi parlans que ceux de Greuze, sur la position, les mouvemens, la phisionomie des malades, &c. On y trouve enfin de ces traits hardis & lumineux enfans d'une amé qui prenoit l'essor & qui porta la phisique de la médecine à un haut point de gloire & de perfection : on y trouve mille preuves de cette candeur, de cette justesse, & de cette sagesse qui font peut-être les marques qui caractérifent le mieux un médecin.

Mais on y trouve auſſi, furtout lorſqu'il s'agit de la pratique, des marques évidentes du penchant que ce grand homme avoit pour l'Empiriſme ; il n'employoit que des remédes éprouvés longtems avant lui ; il n'imagina ni la faignée ni la purgation qui avoient pris naiſſance dans des têtes d'une bien moindre trempe que la ſienne ; il parle de plus de mille drogues toutes connues, toutes éprouvées.

En un mot, Hippocrate me paroît avoir réuni en lui les reſſources & l'induſtrie de l'Empiriſme avec l'éclat & les vues de la Phiſique & des autres Sciences : il nous a laiſſé , pour ainſi dire, une encyclopédie de médecine dans laquelle chaque feĉte peut trouver des préceptes & des exemples.

Auſſi les médecins Empiriques , lorſqu'ils firent un corps , & qu'ils foutinrent leurs opinions contre les Dogmatiques, ne manquerent-ils point de ranger de leur côté les écrits & la méthode d'Hippocrate. Sa théorie & ſa

phifique qui ont vieilli ne lui auroient
pas confervé une fi grande réputation,
fans les obfervations & les détails fur
quelques remédes qu'il copia peut-être
ou qu'il imita du moins en partie,
de ce qu'il avoit appris de fes pères.

Il n'eft guère poffible de refufer une
place parmi les Empiriques à tous les
ancêtres d'Hippocrate même jufqu'à
Efculape, quoiqu'il ne foit parvenu
jufqu'à nous qu'à la faveur de l'éclat
de la divinité dont les nations le dé-
corerent. Une preuve que tous ces
Médecins n'étoient que des Empiriques
c'eft qu'ils exiftoient longtems avant
Phitagore & Ariftote, qui ont été les
principaux modèles des Dogmatiques,
ceux qui ont le plus mis à la mode, au fujet de la médecine, les
longs & beaux difcours, les argu-
mens, les fubtilités de la Dialectique,
l'Hiftoire Naturelle, le projet de remonter jufqu'aux premières caufes, &
de commencer l'étude de l'art par les
caufes générales, pour defcendre en-
fuire par degrés jufqu'au détail de la
pratique.

Je ne fais fi parmi les éloges qu'on

a fait d'Hippocrate, on l'a jamais
comparé avec Homère : il me femble
qu'on pourroit faire le parallèle de
ces deux grands hommes. Le plus il-
luſtre des Poëtes, celui dont le ſtyle
eſt le plus pur, les idées les plus belles , les images les plus variées ,
pourroit fort bien marcher à côté
du plus fameux des Médecins. Le reſ-
pect que quelques anciens ont eu
pour Homère, a été ſi marqué, qu'ils
imaginoient avoir invinciblement prouvé un fait, lorſqu'ils pouvoient appuyer
leur opinion par quelque paſſage du
Poëte. Les médecins n'ont point eu
moins de vénération pour Hippocrate
ni moins de confiance en ſes déciſions.

Homère eſſuia des critiques; ceux
qui entendent le mieux ſa langue ,
font obligés de convenir qu'il y a beaucoup de choſes dans ſes ouvrages qui
ne peuvent pas ſoutenir la traduction.
On prétend que les preſtiges du Grec
& de l'harmonie font paſſer un tas
de contes de vieilles, d'ennuieuſes diſ-
ſertations; ce chamaillis perpétuel entre les Dieux qui ſe démenent comme les marionnettes du Sr. Bienfait,

& tant d'autres faits minutieux qui se
trouvent à côté des plus grandes beau-
tés.

Hippocrate n'est presque plus enten-
du ni gouté lors même qu'il est
traduit en langue vulgaire ; il faut
en faire une étude particulière ; sa
Philosophie a vieilli, sa théorie rebute ;
ce qu'il y a de plus singulier, c'est
que ses tournures, ses explications, ses
vues & ses remédes ont un rapport
parfait avec le langage du Peuple : on
croit entendre un paysan faire le recit de ses maux & l'histoire des remédes.

En un mot, on peut très-bien dire
d'Homère & d'Hippocrate avec Dion-
Chrisostome, qu'ils se sont faits une
très-grande reputation en ramassant
les idées, les images, les faits,
les expressions même qui rouloient
parmi le vulgaire ; cela veut dire
pour ce qui concerne Hippocrate, qu'il
n'a été en grande partie que l'historien des Empiriques qui avoit eu
le soin de faire les premières épreuves.

Les Médecins doivent à la soigneu-
se & maligne critique de Pline la connoissance

noiſſance de l'époque à laquelle il faut rapporter l'établiſſement de leur corps dans Rome. Montagne, copiſte de Pline en cet endroit, a ſingulièrement ſervi à répandre cette hiſtoire de Pline : il en réſulte que Rome fit la moitié de la conquête du monde, ſans compter des Médecins parmi ſes citoyens. Ce trait fait le triomphe de l'Empiriſme, & ne peut embarraſſer que les Médecins dogmatiques.

Qu'importe aux Empiriques que Rome ait été pendant ſix cens ans ſans écoles, ſans profeſſeurs en médecine, ſans livres & ſans Phiſiciens ni Anatomiſtes ? manquoit-elle pour cela de Médecins, ne fut-ce que dans les peſtes ? manquoit-elle de drogues & de gens qui les conſeilloient & qui en faiſoient l'application ? non ſans doute !

Caton faiſoit la médecine dans ſa maiſon & vraiſemblablement dans celle de ſes amis ; les maîtres traitoient leurs eſclaves ; ceux-ci ſe communiquoient leurs obſervations, les ſage-femmes avoient ſoin de la conſervation & de la ſanté des femmes & des enfans.

Le Chou, dit-on, fut une ſorte

de médicament très-favori dans ces tems de Rome qu'on nous répréfente comme fi heureux. Caton connut l'u-fage, les vertus du chou & de bien d'autres plantes aparament. Il ignoroit qu'on tire du chou par l'analife du phlegme & du fel alkali ; mais il n'étoit pas pour cela moins favant dans l'application de cette plante. C'en eft affez pour que les Empiriques pla-cent Caton dans le nombre de leurs partifans, & c'eft beaucoup affurément qu'ils aient de pareilles têtes dans leur fecte.

Ils y mettent ces noms oubliés à la honte de l'humanité, ces hommes prudens & fages qui apprirent à fai-re du pain, à faire cuire la viande & les légumes, à purger avec l'aloes & la coloquinte, à fixer les heures des repas; mais ils ont bien des noms connus à rapporter. Ofiris & d'autres Rois d'E-gipte appliqués à la connoiffance des remédes, comme plufieurs Empereurs de la Chine. Mitridate, Alexandre, qui furent au moins les protecteurs décidés de la médecine Empirique. Achille & Uliffe qui panfoient des

plaies. Hercule qui excelloit dans l'art
de guérir, suivant Plutarque. Ainsi Maurice de Saxe dans ses méditations sur
la guerre, n'oublioit point de recom-
mander aux militaires l'usage du vi-
naigre, connu des Romains & de
tout le peuple de nos parties méridionales.

Peut-on ne pas mettre tous ces
grands hommes dans la classe des Médecins non principiés & purement Empiriques ? Il faudroit pour prendre un
autre parti avoir le même gout, dirai-je, ou la même manie qu'un
Docteur qui ne parloit jamais de
grands Médecins de l'antiquité qu'en
les appellant le Docteur d'Hippocr.-
te, le Docteur Asclépiade, le Docteur Averrhoés : il n'auroit pas manqué
de dire le Docteur Ulisse, le Docteur
Maurice, le Docteur Hercule.

§ III.

Remarques de Pasquier sur les Drui-
des. Leur médecine. Traduction
de l'éloge de la médecine fait
par un Poëte.

UN des plus célébres Magistrats du
Parlement de Paris disoit , il y a
200 ans, au sujet des Druides , qu'on
prétend avoir cultivé la médecine dans
les Gaules , ,, qu'ils furent si avaricieux
,, de rédiger aucune chose par écrit,
,, que de toutes les grandes entrepri-
,, ses de la noblesse Gauloise , nous
,, n'en n'avons presque connoissance
,, que par emprunt , & encore par his-
,, toires qui nous sont présentées en
,, monnoye de si bas aloy , qu'il nous
,, eut été quelque fois plus utile ne
,, recevoir tels plaisirs, que de voir pu-
,, blier nos victoires avec tels masques
,, qu'elles sont. Tellement qu'il nous
,, seroit mal aisé de reconnoître au vrai
,, la grandeur de nos ancêtres''.

Je n'irai donc point empruntant ce que le Clerc & d'autres rapportent des Druides & de leur médecine, augmenter le nombre des histoires présentées en monnoye de bas aloy. Qu'importe au sujet que je traite qu'on sache ou qu'on ne sache point quelques phrases échappées à Pline & à César sur les danses & les simagrées que les Druides faisoient autour des vieux chênes, sur la pompe ridicule qu'ils employoient à la recolte, & pour ainsi dire à la dispensation de leur gui de chêne, & de deux ou trois autres plantes ? Sur les chansons qu'ils apprennoient à leurs jeunes Druides. Eh ! qui pourroit regréter ou se plaindre de ce que Tibere anéantit cette espèce de fanatiques !

Personne ne peut douter que dans ces siécles reculés, les enfans ne fussent sujets à bien des incommodités & bien des maladies, de même que leurs mères ; on vieillissoit alors comme aujourd'hui, on avoit des maladies habituelles & un régime particulier pour les calmer, des remédes, de même que des méthodes pour panser les plaies.

Tandis que les Druides dansoient

dans leurs sombres retraites , tandis
qu'ils affectoient de faire briller en de
certains jours leurs faucilles d'or & les
autres marques de leur orgueil , tandis
qu'ils apprennoient des chansons à de
jeunes gens, & que de tems en tems ils
en immoloient quelqu'un à leur superstitieuse fureur ; d'honnêtes Empiriques
pratiquoient la médecine dans leurs
maisons , chez leurs voisins, chez leurs
amis : ils se communiquoient leurs découvertes & leurs réflexions , ils imi-
toient ce qu'ils voyoient faire aux gens
les plus sensés parmi eux. C'etoit
l'ouvrage utile de tous les jours.

C'étoit le regne de l'Empirisme , de
même que celui d'Astrée. Heureux tems
dont il ne reste des traces que dans les
lieux les plus éloignés de nos villes !
La tendresse réunissoit tous les cœurs :
chacun s'empressoit de secourir ses voisins ; les enfans s'instruisoient avec leurs
parens. Tandis qu'une mère attentive
aux soins de son ménage attendoit un
époux chéri qui arrivoit des champs ,
une famille nombreuse écoutoit les ins-
tructions des vieillards qui raisonnoient

d'après leurs expériences & celles de leurs pères.

Les enfans ou le mari étoient-ils malades ou incommodés ? ces vieillards indiquoient les moyens de les secourir, & les remédes dont ils avoient vu faire l'épreuve. Le soin des filles & des femmes étoit livré aux grand'mères & aux vieilles du quartier. Si les vieillards accablés d'années approchoient du moment de payer le tribut à la nature, leurs vieux amis s'assembloient autour d'eux ; on comparoit les remédes indiqués par tout le monde ; on étoit porté à employer celui que conseilloit le plus sage du hameau.

On n'entendoit pas des plaintes amères, ou plûtôt des murmures, enfans du luxe, de la molesse & de la pusillanimité qui les accompagnent : on ne connoissoit pas ces assemblées tumultueuses où les remédes entassés les uns sur les autres, ne font qu'aigrir le mal & accabler le malade, ou les avis, trop souvent dictés par les préjugés, se croisent autant que les divers effets des drogues. Le malade ou ceux qui avoient l'autorité de décider pour lui

choisissoient le reméde plus approprié
à l'instinct, au reste des goûts ordinaires qui reluisoient à travers les simptomes de la maladie.

Les Babiloniens avoient coutume d'ex-
poser leurs malades dans des endroits
à portée de recevoir les avis des passans
dont on imploroit le secours, en ex-
citant leur tendresse & leur commisera-
tion pour leurs semblables ; on ne prétendoit pas sans doute amuser la curiosité du monde, comme quelqu'un l'a
mis en avant. Cette exposition n'avoit
vraisemblablement lieu que pour les
maladies longues & opiniâtres. Tels
étoient les progrès assurés & la manière simple de l'empirisme.

,, Fille d'Apollon, de même qu'Es-
,, culape, la médecine gémissoit du sort
,, de son frère que Jupiter avoit fait
,, mourir ; elle se cachoit dans les lieux
,, les plus deserts & les moins habités ;
,, elle couroit comme égarée, sans oser
,, se fixer ; Hippocrate l'entrevit par
,, hazard au pied d'une montagne aride :
,, il devint bientôt éperdûment amou-
,, reux de cette jeune Nimphe dont les
,, graces déceloient l'origine, & dont

„ le hâle & les fatigues n'avoient point
„ changé la phifionomie régulière &
„ majeftueufe.

„ Où courez-vous charmante Nim-
„ phe, lui dit Hippocrate, & pour-
„ quoi fuyez-vous dans des lieux pref-
„ que inhabités où vous ne fauriez trou-
„ ver que des adorateurs indignes de
„ vous? La Nimphe touchée de l'air
„ dé candeur & de la bonne mine
„ d'Hippocrate, lui dit avec beaucoup
„ de modeftie, mais avec confiance,
„ c'eft vous que je cherche & que je
„ chéris déjà au deffus de tous les au-
„ tres humains : je vais vous rendre le
„ plus grand des Médecins; je partage-
„ rai avec vous mon immortalité.

„ Hippocrate s'approche d'elle, con-
„ fent à vivre fous fes loix, & lui fit
„ préfent d'une robe légère la plus com-
„ mode, en même tems la plus fimple,
„ & qui éblouiffoit par fa blancheur.
„ Les anciens cultiverent la médecine
„ fous cette parure honnête & naturel-
„ le. Galien après plufieurs fiécles dé-
„ daignant cette fimplicité, habilla la
„ médecine d'étoffes bigarrées, & où le
„ travail pénible de l'art fe faifoit trop

" sentir ; il changea la blancheur des lys
" en rouge éclatant ; plusieurs ornemens
" de tête , des pendants d'oreilles &
" d'autres joiaux rendirent la médecine
" méconnoissable. Avicenne passa ses
" jours à la farder & à la masquer de
" plus en plus : chaque Médecin lui
" fit présent de quelque colifichet , ils
" ne s'occuperent qu'à varier & à mul-
" tiplier ses habits.

" Paracelse parut. La médecine acca-
" blée sous le poids d'inutiles bijoux ,
" s'apperçut bientôt que Paracelse étoit
" issu des Dieux , & mille fois au des-
" sus des autres mortels : elle ouvre
" son cœur à cet adorateur légitime ;
" elle se plaint de toutes les insultes
" qu'on lui a fait , de tous les ridicules
" ornemens dont on l'a accablée ; elle
" prétend reprendre son ancienne parure :
" Paracelse devient son confident &
" l'entretient dans ces heureux sentimens
" contre ses anciens courtisans.

" Qui me donnera , dit-elle , un
" miroir pour que je puisse m'arranger
" au gré des Dieux & des hommes
" raisonnables ? C'est Vanhelmont qui
" présente ce miroir : il est du sang

,, d'Hippocrate : il met en pièces &
,, rejette au loin tous les barbares affi-
,, quets dont on avoit furchargé la
,, médecine : elle demande aux Dieux
,, de s'unir à Vanhelmont , ce qui lui
eft accordé ".

C'eft ainfi qu'un Poëte, ami de Vanhelmont, lui préparoit la haute réputation que fes ouvrages lui ont acquis.
La médecine, fille des Dieux , erre dans
les campagnes & fuit les villes ; Hippocrate va la chercher dans des déferts ;
il l'habille à peu de fraix & très-modef-
tement : voilà la médecine empirique.

Le grand monde, l'orgueil des fciences, la pompe des arts dénaturent la médecine ; elle étoit perdue fans Vanhelmont. Non, elle eft fondée fur la nature : je l'ai dit ci-deffus : elle a toujours
exifté & elle exiftera toujours. Ses malheurs & les torts qu'elle reçoit ne peuvent être que paffagers, furtout dans les
états policés.

La juftice veille fur la médecine : j'aurois voulu que le Poëte l'eut dit. La juftice imprime du refpect aux détracteurs
de la médecine comme à fes faux ado-

rateurs : elle lui permet de paroître
sous divers ornemens & sous diverses dé-
nominations.

---

§ IV.

L'empirisme sistématique ou raison-
né : on ne sait si les Egiptiens le
connurent. Acron le mit en vo-
gue chez les Grecs : Erasistrate,
Hérophile peut-être Empiriques.
Les Médecins cliniques : Sérapion
& Héraclide célébres dans la sec-
te empirique.

L'Empirisme s'étendit des campagnes
jusques dans les villes : quelques
Empiriques se mirent à écrire & à disputer ; ils firent de leurs opinions un
corps de doctrine, ce ne fut pas dans
l'objet de les faire connoître , puisque
la simple tradition des pères aux enfans,
& des disciples aux maîtres, suffisoit à
cette secte répandue dans tout le monde , & pour ainsi dire dans toutes les
têtes.

Mais les Empiriques fe virent forcés de ramener leur pratique à des principes pour s'oppofer aux prétentions des Philofophes, qui fe flatoient d'englober la médecine dans les régles générales de la Philofophie : il fallut auffi céder au torrent, & comme la Philofophie ou les difputes fur les premières caufes faifoient de grands progrès, tout le monde exigea des Médecins qu'ils raifonnaffent, & qu'ils difputaffent comme les Philofophes. Ce qui donna naiffance à un empirifme qu'on peut nommer fiftématique.

Les Egiptiens paroiffent s'être peu occupés des caufes phifiques ; ils fe perdirent dans une forte de métaphifique obfcure & difficile : à peine nous a t'on appris que leur médecine fut arrangée en fiftême & mêlée avec leur théologie & leurs loix. Bacchus, Zoroaftre, les divers Hermes, les Prêtres cultivoient la médecine ; mais ce n'étoit affurément que comme de purs & fimples Empiriques tout au plus corrompus par de fauffes idées de religion.

Les progrès que Moyfe fit en Egipte,

& ce que nous savons des Médecins chez les Hébreux, portent trop peu de clarté sur l'histoire profane de ces siécles éloignés, pour qu'on puisse compter sur autre chose que sur quelques faits : or ces faits ne décident pas s'il y eut un tems où les Médecins d'Egipte furent partagés en différentes sectes ou si l'on y disputa sur l'empirisme, le dogme, &c.

Il n'en étoit pas de même chez les Grecs : ils furent aussi ardens à repandre les sciences, à faire parade de leur doctrine, à prendre le peuple pour juge, que les Egiptiens avoient été soigneux de cacher leurs connoissances & de les envelopper d'un langage mistérieux, ressource trop ordinaire du pédantisme. On connoit la célébrité de Thalés & de Pythagore qui fonderent chacun une secte particulière de Philosophie,

Acron fameux Médecin d'Agrigente, fut presque leur contemporain & compatriote d'Empedocles Pythagoricien décidé. Ces Philosophes ne pouvoient s'empêcher de parler de médecine, ce qui déplut sans doute à Acron : il arbora l'étendart de l'empirisme, déjà connu de tous les hommes, il résista aux Philo-

fophes qui vouloient avilir l'expérience,
mère de toutes les connoiffances : il fe
fépara de ces grands raifonneurs : il fit
des ouvrages dont il ne refte que le titre , il y combattoit vraifemblablement
l'application de la Philofophie à la médecine : il refte des traces de fon peu
d'union avec Empédocles.

Voilà donc les Empiriques aux prifes
avec les Phificiens ou avec les Théoriciens, les difciples des principaux chefs
de la difpute fe multiplierent , & voilà
l'empirifme philofophique ou fiftématique en parallèle avec la médecine dogmatique.

Je ne puis croire que l'entrevue de
Démocrite & d'Hippocrate fe réduifit
précifément à ce qui nous eft parvenu
de leur converfation. Le peuple d'Ab-
dere eft effraié de l'état de Démocrite ;
on le croit fol ; Hippocrate eft prié
de venir le vifiter : on n'a point de
confiance dans les lumières du Philo-
fophe : on appelle le Médecin , c'eft
pour ainfi dire , la théorie qui a recours
à la pratique, ou du moins la première n'eft regardée par ceux qui s'inté-
reffent à Démocrite, que comme une

connoissance de nul usage. Tel est le penchant naturel des hommes.

Démocrite faisoit de l'anatomie; Hippocrate sent le prix de cette occupation ; il étoit déjà bien avancé dans ses spéculations : il fit peut-être des réflexions qui le conduisirent à rendre sa médecine une espèce de mélange de phisique & de pur empirisme : il eut au moins lieu de comparer ses propres connoissances avec celle d'un des plus beaux théoriciens de son tems. Ces deux grands hommes ne s'aigrirent pas l'un contre l'autre , comme Acron & Empédocles ; mais Hippocrate parla peu , comme avoient coutume de faire les Empiriques, & Démocrite disserta comme les Phisiciens.

Depuis cette entrevue la Philosophie d'Aristote & de Platon occuperent tous les esprits. Erasistrate & Hérophile donnerent un éclat singulier à la médecine par leurs découvertes en anatomie. Hérophile jouit de la plus brillante réputation : il fit des progrès surprenans dans l'anatomie: son école subsista longtems après lui & eut le plus grand éclat; on se sert encore aujourd'hui des noms qu'il donna à quelques parties du corps humain : sa réputation s'étendit au loin, & est parvenue jusqu'à nous, toujours intacte, toujours respectée par ceux qui furent en état de sentir la valeur de ses découvertes & de ses travaux.

Si les payens ne le regardèrent pas comme un Dieu, Fallope Médecin chretien, a regardé les décisions d'Hérophile comme des espèces d'articles de foi. Il essaya l'histoire anatomique des nerfs ; il osa le premier parler du pouls ou du moins il fit sur cette matière un corps de doctrine qui fraya la route aux découvertes faites depuis en cette partie : il y a toute aparence qu'il imposa le premier aux Médecins la loi, devenue habituelle, de tater le pouls, à laquelle ceux qui l'avoient précédé, ne paroissent pas avoir été aussi asservis qu'on l'est devenu depuis lui.

Hérophile étoit cependant de même qu'Erasistrate à moitié empirique & peut-être qu'ils doivent être mis dans cette secte, suivant Galien qui convient qu'Hérophile étoit un homme consommé dans toutes les parties de la médecine. Pourroit-on croire après

ces faits connus des moins versés dans
l'histoire , qu'Erasistrate & Hérophile
ayent été traités de gens qui s'étoient
fait quelque réputation passagère ? Peut-
on imaginer qu'on ait avancé à propos d'Hérophile que chaque siécle a
eu & aura ses charlatans & ses dup-
pes ?

Quoi ? Hérophile fut un charlatan !
c'est donc parce qu'on lui imputa fol-
lement des crimes imaginaires. Est-
ce à cause de ce qu'il s'égara au sujet du pouls ? On a pu , il est vrai,
lui faire quelques reproches à cet égard.
Galien rapporte qu'Hérophile avoit
écrit fort au long de la cadence du
pouls , qu'il s'étoit embarrassé , & qu'il
avoit même débité à cet égard des
absurdités ; c'est le Clerc qui fait cette
remarque. Il ajoute fort judicieusement
que cela seroit pardonnable à un homme qui écriroit le premier sur cette
matière. Le Clerc ne va pas plus loin :
il ne donnoit le nom de charlatan qu'à
ceux qui vendent ou qui font vendre
chez eux des pâtes ou des boules , avec
le petit imprimé pour faire le rouleau.

Quoiqu'il en soit, il paroît qu'après

Erafiftrate & Hérophile, les Empiriques furent un peu confondus avec les Philofphes, mais ce mélange ne dura pas longtems, s'il eft vrai, comme Celfe l'indique, que la médecine fut vers ce tems- là partagée en trois branches principales, la diéte, la pharmacie & la chirurgie, ce qui ne marque pas les trois profeffions connues parmi nous.

Il y a tout lieu de croire que les Empiriques occuperent dans ce partage la deuxième & la troifième place, laiffant la première à ceux qui aimoient à raifonner ou aux Phificiens. Alors mieux que jamais on diftingua les Médecins cliniques ou ceux qui vifitoient les malades dans leur lit, d'avec ceux qu'on alloit confulter chez eux & qui n'étoient que des Phificiens.

Les Cliniques graduoient les dofes des remédes, les adminiftroient, choififfoient les momens propres pour cela, & apprenoient ce qu'il falloit faire pendant leur effet. Ce détail, dans lequel les Philofophes ne daignoient point entrer, faifoit la bafe de la médecine empirique : c'étoit l'empirifme raifonné.

Telle étoit la médecine de Sérapion

qui donna beaucoup plus de vogue à l'empirisme qu'Acron, & qui n'en appelloit jamais qu'à l'experience, rejettant au loin les raisonnemens des Philosophes ou des Médecins dogmatiques. Telle étoit la méthode d'Heraclide Tarentin, le plus fameux des Médecins empiriques, qui suivant Galien ne parloit jamais contre la vérité, même pour défendre les intérêts de sa secte, & qui ne raportoit que ce qu'il avoit expérimenté lui-même.

Ces grands hommes eurent beaucoup de disciples : ceux-ci prétendoient, comme leurs maîtres, qu'il suffit que l'expérience ait montré les remédes propres aux maladies ; ils laissoient les raisonnemens aux Dogmatiques, ils disoient que le hazard fit trouver les remédes, que les divers essais faits à dessein où autrement, en établirent l'usage conservé par l'histoire ; & qu'enfin la comparaison, l'analogie, les rapports qu'on trouve dans une maladie inconnue avec celles qu'on connoit, servoient de guide aux Médecins dans les cas extraordinaires.

Eh ! que pouvoit-on mettre en avant

de plus raisonnable que toutes ces réflexions, qui sont, pour ainsi dire, de-
venues le langage journalier ou la Logique usuelle des Praticiens.

Au reste, je ne parlerai point de
tous les Empiriques connus en ce tems-
là ; on trouve dans l'histoire plusieurs
noms d'Empiriques qui se sont conservé à la faveur des beaux traits
propres à ceux qui les portoient, &
non par le moyen des catalogues &
des listes stériles : les Grecs n'avoient pas
imaginé de charger les fastes de la
médecine de ce poids inutile.

§ V.

Réforme de la médecine à Rome.
Archagatus y déplut : Asclépia-
de y subjugua les esprits : il étoit
fait pour cela. La thériaque
chef d'œuvre de l'empirisme.

ROme devenue la souveraine du
monde eut bientôt besoin d'autres
Médecins que les Empiriques, modes-
tes & inconnus Praticiens qu'elle ren-

fermoit dans son sein. La vertu, la sobriété, l'activité, le mépris de la vie & l'amour de la patrie exclusif de toute autre passion vive, tenoient lieu de Médecin ; surtout il ne falloit point à Rome de grands raisonneurs ni des Théoriciens ; ils n'auroient point eu de rang qui leur fut convenable dans une ville de soldats & de laboureurs qui étoient aussi Orateurs & Prêtres : ceux-ci n'avoient encore pu sentir, au milieu de la candeur & de la simplicité romaine, les ressources de la médecine pour contenir les peuples, comme les Egiptiens l'avoient éprouvé.

Caton crut entrevoir que le luxe attiroit les Médecins grecs ; c'est aparament contre ces Medecins rivaux & ennemis des Empiriques de tout tems nécessaires dans Rome, que Caton montra sa mauvaise humeur. Il écrivoit à son fils de se défier de tous ces barbares. Le conseil étoit trop dur, quoiqu'il partit d'un bon principe ; d'ailleurs Caton se croyoit Médecin, cependant les vices gagnoient, & les maladies à proportion ; les citoyens se multiplioient, les mœurs changeoient ; les Romains

apprirent que les Grecs qui leur avoient
fourni des loix, pouvoient auſſi leur
fournir des Médecins, il en fallut.

Les premiers étrangers qui s'établirent à Rome ne furent que de hardis
Empiriques, tels qu'Archagatus ; ceux
de cette ſecte avoient beaucoup plus
d'analogie avec les Empiriques habi-
tués à Rome. Cette ville, dans l'époque
dont il eſt queſtion, étoit moins en
état de gouter des Médecins d'un dogme ſublime & élevé que le ſeroient
aujourd'hui les petites villes de Province, d'écouter & d'admirer nos grands
Poëtes & nos grands Peintres. Il faut,
même à Paris, des vendeurs d'orviétan
& des gros Thomas ; ceux qui n'en
ſentent pas la néceſſité font une preuve
de leurs petites vues

Archagatus & ſes pareils déplurent
par leurs entrepriſes inſolites & trop
malheureuſes : il ſe fit un cri contre
eux ; ce cri fut vraiſemblablement fo-
menté par les Empiriques naturels de
Rome, qui trouverent aiſément l'occa-
ſion de prendre feu contre des nou-
veautés : ils ſe paroient ſans doute de la
déciſion de Caton ; ſouvent ceux qui

extravaguent le plus partent d'aſſez bons principes.

Aſclépiade ſe montra : le ſénat fut à portée de connoître ſes vertus & ſon génie puiſſant : il fut impoſer ſilence aux criailleries &aux menées des ennemis & des rivaux d'Archagatus & des autres Médecins étrangers. Aſclépiade créa une médecine : il en fit une, ſi on peut ainſi parler, habillée à la Romaine.

L'orgueil de ces maîtres de la terre ſouffroit impatiemment que de petits Grecs vinſſent traiter leurs Sénateurs, leurs femmes & leur enfans Aſclépiade combina un ſiſtême qui dure encore, qui a mérité les éloges de Cocci, & que beaucoup d'auteurs, qui ſe ſont copiés, ont critiqué ſans l'entendre, & même en le ſuivant.

Ce ſiſtême confondit routes les ſectes de la médecine grecque ; ce mélange ou ce corps de doctrine d'Aſclépiade fut plus agréable, plus décidé, & plus à portée de tout le monde que celui d'Hippocrate, l'univers ſoumis aux Romains en adopta la médecine avec l'empreſſement que les Provin-
ciaux

ciaux montrent pour ce qui vient de la Cour & des villes capitales.

La Grèce qui étoit après l'Egipte le berceau de cet art, fut éblouie de la réputation du médecin Romain : il eut envahi le nom même d'Hippocrate, si le sien n'eut été précisément celui qu'avoit porté en Grèce une famille de médecins de grande réputation.

Il trouva le moyen de se faire admirer, en renvoyant aux Grecs & à tous les habitans de la terre connue, leurs propres dogmes accommodés à sa brillante manière; semblable à ces Phisiciens habiles qui apprirent à rassembler les rayons du soleil par le moyen d'un verre, & qui les rendirent plus brillans & plus actifs que le soleil ne les répand, Asclépiade étonna le monde, il dût beaucoup à l'heureux poste où la fortune le plaça : il éclipsa la réputation de tous ses prédécesseurs, il fut vraiement grand, vraiement créateur d'une méthode encore en usage. Il a été mis en parallèle avec Boerhave, & a uteur de ce parallèle paroît par-

C

cher pour le réformateur romain.

Cependant l'empirisme renaissoit de sa cendre, il ne cessoit de continuer ses progrès dans les têtes du commun des hommes, quoiqu'ils admiraffent les sublimes dogmes d'Asclépiade : il avoit mis de son parti les sectateurs de la Philosophie d'Epicure & de Leucippe. Ses disciples furent en très-grand nombre, ils rendirent Rome le centre de la médecine, ils se partagerent l'empire que leur maître avoit conquis ; mais aucun ne put succéder à toute sa fortune. Ils furent forcés de plier devant le public plus ou moins attachés à l'empirisme qui a ses racines dans le cœur de l'homme.

Ces Asclépiadiens prirent un parti moyen entre les Empiriques & les Dogmatiques : ils se nommerent Méthodiques & sous cette dénomination, ils firent passer les expériences des Empiriques un peu aiguisées de quelques grands principes des Dogmatiques.

Thémison, Theffalus, Soranus, tous gens célébres, furent les chefs de cette secte mixte, auſſi connue que cenſée, & qui vit parmi nous très-peu défigurée. Quelque tems après Aſclépiade, Celſe, citoyen romain apprit aux Médecins à traiter leurs dogmes en latin : ce fut une heureuſe époque pour la médecine : elle ne peut que gagner lorſqu'on la traite en langue vulgaire, comme on commence à le faire dans notre ſiécle. La France connoit déjà ſon Celſe, & nos neveux admireront ſa manière d'écrire en eſſayant de l'imiter.

Celſe introduiſit dans ſes ouvrages des Empiriques diſputant contre des Dogmatiques : cette diſcuſſion prouve qu'il y avoit encore des diſputes entre les deux partis qui n'avoient pu achever de ſe confondre, ou qui ſe ranimerent lorſqu'Aſclépiade ne fut plus : Celſe développa les deux ſyſtêmes, & parut pancher pour le premier. Ces doutes ou cette eſpèce de balancement d'autorité entre les ſectes qui avoient cherché à ſe détruire, durerent juſqu'à Galien.

§ V I.

La Thériaque , chef d'œuvre de l'Empirisme

C'Est à cette époque qu'on peut rapporter le chef d'œuvre de l'Empirisme , la thériaque. Depuis long-tems les médecins usoient de quelques préparations connues. Andromaque médecin de Néron , fit un assèmblage énorme de toutes sortes de drogues. On ne fait quel génie le conduisit dans cette composition. Ce ne fut pas la méthode qu'il devoit connoître assez pour sentir & craindre le ridicule des mélanges qu'il faisoit ; mais qu'il ne connoissoit pourtant pas assez pour le détourner de son entreprise , il combina toutes les formules des Empiriques : il fit un composé monstrueux qui dure encore , & qui durera toujours ; qui toujours sera l'écueil de tous les raisonnemens , de tous les systêmes , & qu'on ne bannira jamais ; elle est , pour ainsi dire , suivant le cœur, suivant l'instinct ou suivant le goût de tous les hommes.

Il me semble que la thériaque qui tient essentiellement des liqueurs spiritueuses, & qui ne peut être supplée en partie, que par le vin & ses préparations, contient éminemment toutes les vertus nécessaires dans les incommodités & dans beaucoup d'accidens des maladies : elle console la nature, elle la remet dans tous les cas de langueur, de foiblesse, de tristesse : elle réveille les fonctions de l'estomac toujours en faute dans les maladies : elle excite dans les corps un tumulte d'ivresse nécessaire pour vaincre les dérangemens de ce viscère important, qui est à tant d'égards un des centres de la vie, de la santé, & de l'exercice de toutes les fonctions. Elle réussit dans mille cas qui semblent opposés, parce qu'elle a mille côtés favorables à la santé : elle réunit, pour ainsi dire, tous les goûts possibles de tous les estomacs.

J'en suis fâché pour la théorie & pour les médecins de toute autre secte que celle des Empiriques. Ils l'attaqueront tant qu'ils voudront : ils

prouveront que cette composition n'a
pas le sens commun, suivant les régles
de la bonne pharmacie ; mais le langage de tous les siécles est plus fort
que les plus belles dissertations. Andromaque fit un chef d'œuvre nécessaire
faire à l'espèce humaine, & non moins
utile aux animaux, lorsqu'il imagina
ou qu'il ramassa les matériaux de la
thériaque.

Ce médecin seroit bafoué parmi
nous, s'il vouloit répondre à toutes
les objections de théorie qu'on pourroit faire à sa composition : il ne seroit
pas reçu Bachelier dans nos écoles.
Mais son reméde est en vogue partout.
J'ai vu pendant plusieurs années donner chaque soir un bol de thériaque
à tous les malades de l'hôpital de
Montpellier, tandis que les écoles de
cette métropole de la médecine réten-
tissoient d'invectives contre cette composition.

J'ai vu donner de la thériaque, &
même à très-forte doze, dans toutes
les incommodités, dans tous les ménages, par toutes les vieilles gens d'expérience, & j'ai vu réussir cette ma-

nœuvre dans beaucoup d'occafions,
où je n'aurois fu quel parti prendre,
en fuivant les indications puifées dans
les principes de la théorie. Quelle vogue n'ont pas pris de nos jours, au
milieu de Paris, des formules qui n'é-
toient que des diminutifs de la thériaque, ou des cordiaux plus ou moins actifs ! combien d'efforts ceux-même qui
décrioient ces formules, n'ont-ils pas
fait pour les imiter!

Je connois un médecin qui prétend
prouver un jour, qu'on a plus employé pendant ces dix dernières années,
de drogues chaudes dans Paris, qu'on
n'en avoit employé pendant les trente précédentes ; cet emploi s'eft fait
par ceux même qui décrioient ceux
qui ont remis en vogue l'ufage que
nos grands-pères faifoient des remédes chauds, c'eft-à-dire de la thériaque, du vin & des réfines qu'on y
diffolvoit.

Tous les volumineux éloges de
l'eau pure ; le grand nombre de gué-
rifons qu'on lui a attribué, l'ufage
immodéré qu'on en a fait, n'ont
pû détourner l'inftinct des hommes

incommodés & malades de la pente qu'il a pour les cordiaux & pour les drogues actives qui raniment la vie, qui aide à en supporter le fardeau. Si les malades se sont accoutumés à craindre les remédes échauffans & à courir après ce qui rafraichit ; si l'histoire de la circulation & les scholarités de l'inflammation ont appris à connoître le feu, & la gangreine, & les engorgemens, & la suppuration, & les petits vaisseaux, ce n'est, il faut en convenir, que du préjugé seul que partent ces craintes. Il faut, le plus souvent, des remédes qui aident à vivre, qui donnent des forces, qui remuent les passions nécessaires dans les divers états où les hommes se trouvent.

C'est à la médecine à trouver ces remédes. L'eau qui rafraichit, la diéte qui affoiblit sont sous la main de tout le monde. La thériaque & ses diminutifs, le vin & ses diverses combinaisons réveillent l'activité & soutiennent la vie aulieu de l'affoiblir. Il est pourtant vrai qu'il y a quelques occasions où les vrais cordiaux sont des remédes aqueux ou relachans. Tels sont par exemples les maladies aigues.

Je m'étonne qu'on n'ait pas essayé de composer pour les maladies aigues, un reméde universel, en faisant un mélange ou un assemblage de tous les corps & fruits muqueux & pulpeux. C'est de ce mêlange non fermenté qu'on pourroit composer une sorte de thériaque pour les maladies vives & courtes. Si celle-ci étoit traitée par une main aussi heureuse que celle d'Andromaque, elle l'emporteroit sur tous les sirops & les électuaires, qui ne font que des diminutifs de cette thériaque des aigues, dont on connoît la possibilité.

Avec ce reméde & la thériaque ancienne, on iroit loin en médecine. La marmélade de casse, d'huile & de manne, renouvellée de nos jours, a fait moisir à Paris, une grande quantité de sirops, la plupart sans vertu; on ne les aime plus tant, depuis qu'on use généralement du sucre.

Le petit lait commence à faire oublier les apozémes, & l'usage des légumes chasse les extraits & les électuaires ; or le petit lait & l'usage des pulpes des fruits cuits & crus, de même que les extraits ont pris naissance chez le peuple : les premiers essais en ont été faits par les mains qui travailloient au pain, à la recolte des fruits, à la conservation des plantes : c'est dans ces magazins ouverts à tout le monde, qu'ont puisé les Empiriques ; les Théoriciens ont ensuite bâti leurs raisonnemens.

§ V I I.

Médecine dans les Gaules : Démosthène : Crinas, Charmis, Marcel : Médecins Gaulois. Ouvrage de Marcel favorable aux Empiriques.

GAlien parle d'un Démosthène de Marseille : il ne nous est guère permis de le compter au nombre de nos compatriotes, surtout s'il

eft le même que celui qui fut éleve
d'Alexandre l'Hérophilien & très-connu en Phrigie. Le Clerc dit qu'on
ne fait pas fi c'eft le même , &
on ne peut décider cette queftion
fans imprudence. Quoiqu'il en foit ,
l'un de ces Démofthènes , s'il y en
a eu deux , s'étoit fort appliqué à
la connoiffance du pouls ; ceux qui
regardent Hérophile fon maître en cette partie, comme un charlatan, ne peuvent , fans tomber dans une contra-
diction manifefte , donner des louan-
ges à Démofthène.

Crinas qui , fuivant Pline , avoit
exercé la médecine dans fon pays avant
d'aller s'établir à Rome , mérite pour
cette raifon à plus jufte titre que Démofthène d'être mis dans la claffe des
médecins Gaulois. Il fe diftingua par
l'étude de l'aftrologie qu'il fit la bafe
de fa médecine : il eft encore plus connu par les grandes fommes qu'il donna en mourant à la ville de Marfeille
fa patrie, pour en rebâtir les murailles.

Il n'eut peut-être pas donné une
pareille marque d'attachement à fa patrie, s'il eut pû deviner une fcène qui fe

passa à Marseille plusieurs siécles après sa mort. Un charlatan du dix septième siécle assembla beaucoup de monde dans cette ville, prétendant faire la preuve de ses connoissances en médecine & dans l'astrologie. Jusques-là le charlatan ressembloit assez à Crinas; un médecin de Montpellier nommé Louvet réfuta vivement le charlatan, & les habitans de Marseille furent honteux de leur crédulité.

Qu'auroient-ils répondu, si le charlatan leur avoit dit, je vous expose ici la doctrine d'un de vos célébres compatriotes, d'un homme qui fit rebâtir les murailles de votre ville : comment se peut-il que vous ayez si peu de respect pour la mémoire de Crinas, c'étoit un grand médecin qui brilla à Rome. Comment Louvet ose-t-il en votre présence venir médire de votre compatriote & d'un de ses confrères ?

Le charlatan auroit encore pu se défendre par l'exemple du fameux Michel Nostradamus, autre médecin Provençal & Docteur de Montpellier. On connoit ses centuries & ses almanacs :

on fait qu'il cultivoit avec ardeur la
médecine & l'Aftronomie : on fait
qu'il fut médecin du Roi Charles IX ,
& qu'il avoit paru à la Cour du Roi
Henri II. Enfin on n'ignore pas qu'il
fe tira fort adroitement de l'ordre qui
lui fut donné au fujet des enfans d'Henri II , dont on vouloit favoir la deftinée.

Noftradamus fit fi bien qu'on ne
peut favoir ce qu'il dit en cette occafion. Ce n'eft pas le premier intri-
guant qui , en pareille circonftance ,
ait fait en forte que fon prognoftic
fut oublié de tout le monde. Il n'en
eft pas moins certain que le charlatan de Marfeille, auroit pu embarraffer
Louvet ; il eut du moins empêché le
bruit que fit ce médecin qui publia
partout fa victoire.

Le Clerc & Bernier mettent au nombre des médecins Gaulois, Charmis
natif de Marfeille , de même que Crinas ; ces deux Hiftoriens rapportent au
fujet de Charmis ce que Pline en dit ;
c'eft qu'il remit en vogue à Rome l'u-
fage des bains froids. Il eft remarquable que ces bains ont originairement

pris faveur dans les pays froids. On fait le cas que les Anglois en font, de même que tout le Nord. Le Médecin Gaulois venoit d'un pays froid, eu égard au climat de Rome.

Au reste on ne peut juger des raisons qui déterminerent Charmis à donner la préférence aux bains froids sur les bains chauds. La théorie de ce reméde est trop peu connue, il faut s'en tenir à cet égard, à croire que les habitans d'un pays chaud ont en général craint l'eau froide plus que ceux des pays froids : peut-être les bains froids échauffent-ils en augmentant les forces, & que les bains chauds rafraichissent en ramolissant : en ce cas là, il y auroit moins d'inconvénient à user à Rome des bains chauds que des bains froids.

Mais tout cela tient aux différens empirismes nationaux, & il paroît qu'il n'y a point de risque à mettre Charmis de même que les deux autres médecins Gaulois, Crinas & Démosthène au nombre des Empiriques ou des demi - Empiriques. Le dogme n'avoit pas encore fait de grands progrès dans les Gaules. On y faisoit la

médecine comme du tems des Druides, c'eſt à-dire, qu'on y cultivoit l'empiriſme ; & on eut pu dire de toutes
les Gaules , comme on l'avoit dit de
Rome, qu'il n'y eut point de médecins pendant pluſieurs ſiécles.

Il nous reſte pourtant un corps
complet de médecine mis au jour par
un Gaulois : c'eſt l'ouvrage de Marcel nommé l'Empirique , pour le diſ-
tinguer d'un autre Marcel , médecin &
Poëte qui vivoit ſous Marc Aurel , aulieu que Marcel l'Empirique vivoit ſous
Théodoſe. Le premier s'étoit diſtin-
gué par un grand ouvrage en vers ſur
la Lycantropie , qui eſt une eſpèce de
mélancolie.

Le ſecond Marcel ou l'Empirique,
étoit de Bordeaux. Le Clerc doute
qu'il ait été effectivement médecin ,
quoiqu'il ait écrit de la medecine. Bernier remarque que Scaliger le croyoit
Pyrronien, c'eſt ce qui peut éclaircir
la manière dont un autre Hiſtorien
s'explique au ſujet de ce Marcel......
dit que „ Marcel étoit médecin........
„ qu'il paroît n'avoir point étudié
„ en médecine...... que Marcel l'Empi-

» rique probablement étoit médecin
» ou en faisoit la profession....... que
» Marcel avoit fait avec beaucoup de
» soin une collection d'un grand nom-
» bre de recettes ou de formules de
» remédes appropriés à toutes les ma-
» ladies du corps humain......... qu'il
» avoit fait sa collection d'après des mé-
» decins anciens & modernes , &
» d'après ce qu'il avoit oui dire......
» & qu'il faisoit la profession comme
» tant d'autres, sans la trop savoir".

Si Marcel étoit médecin, & s'il en faisoit la profession, il étoit donc médecin. S'il avoit fait sa collection avec beaucoup de soin & d'après des médecins anciens & modernes , il avoit donc étudié en médecine. Je ne dis pas qu'il eut pris des grades & des inscriptions en médecine , car c'est ce qui s'appelle parmi nous étudier en médecine. Mais il avoit lu les auteurs, & faisoit la profession de médecin : il étoit donc médecin ; il faisoit la profession de médecin , comme tant d'autres , sans la trop savoir. En ce cas là Marcel étoit médecin comme tant d'autres.

Il eut été plus simple de dire avec le Clerc...... „ qu'on range Marcellus „ entre les médecins, parce qu'il a „ écrit de la médecine, quoique sa „ Préface puisse faire douter qu'il ait „ été effectivement médecin ". En effet, il semble dans sa Préface qu'il n'ait été qu'amateur, & qu'il veuille se mettre lui-même dans la classe de Pline, & autres Philosophes : il parle cependant de ses propres expériences. Il dédie son ouvrage à ses enfans, & il espéré que moyennant cet ouvrage, ils pourront se passer de médecins ; cependant il les exhorte à avoir recours à un médecin lorsqu'il s'agira du choix & de la préparation des remédes.

Marcel divisoit les remédes en deux classes principales ; les Empiriques dont l'usage ou la pratique populaire avoit appris les effets, & les rationels dont le raisonnement dictoit l'application & l'espèce. Ainsi Marcel paroît avoir eu l'intention de réunir les deux sectes de médecine, l'empirisme & le dogme, en donnant la première place à l'empirisme.

Ce projet de concilier les sectes,

en prenant ce qu'elles peuvent avoir de meilleur chacune en particulier, a peut-être induit Scaliger à regarder Marcel comme Pyrronien ou flottant entre les diverses sectes. On voit dans la suite de l'histoire de la médecine cette division de Marcel revenir dans les auteurs de médecine, à peu près dans les mêmes termes & presque jusques dans notre siécle.

Je connois un médecin qui avoit résolu de faire un commentaire critique & historique de l'ouvrage de Marcel : il prétendoit prouver que les remédes extraordinaires & très-singuliers proposés par cet auteur étoient moins dûs à l'empirisme qu'à l'abus du dogme : certaines opinions n'entrent jamais que dans des têtes qu'un savoir orgueilleux & trop recherché plonge dans un tissu d'idées bizarres & entièrement éloignées de la nature.

Quoiqu'il en soit, l'ouvrage de Marcel donne une idée de la manière dont la médecine se faisoit dans les Gaules, aux premiers siécles de l'Eglise : il est suffisant pour convaincre qu'on n'a pas à se récrier sur les malheurs de nos compatriotes de ce tems-là : ils n'étoient pas privés de la médecine , quoiqu'ils n'eussent point connoissance de la tournure que cet art prit dans les suites , il devint plus dogmatique ou plus scholastique qu'empirique , aulieu qu'il étoit chez les Gaulois beaucoup plus empirique que dogmatique.

La médecine scholastique qui fit tant de bruit dans les suites , & qui avance journellement à sa perte , n'étoit pas encore née ; son germe contenu dans les écrits d'Aristote & de Galien , n'avoit pas encore été fécondé. L'esprit de chicane , ou de dispute prit enfin place dans les suites parmi ceux qui cultiverent les sciences , ou qui les laisserent tomber dans une langueur mortelle , aulieu de les cultiver réellement.

§ VIII.

Ausone autre Médecin Gaulois ; ses vertus ; son pays, ses imitateurs. Les Universités absorberent l'Empirisme : sortie de Riolan contre des Empiriques : Commission royale de médecine : remédes modernes fournis par les Empiriques : Ils doivent tolérer l'Inoculation.

L'Ouvrage de Marcel fait juger de la manière dont la médecine s'enseignoit & se pratiquoit dans les Gaules vers le quatrième siécle de l'église. L'histoire d'Ausone médecin Gaulois qui vivoit dans le même siécle, fait mieux connoître le role que les médecins jouoient en ce tems-là. Sa vie, si l'on en croit le Poëte Ausone son fils, fut un modèle de perfection.

Il naquit à Bazas petite ville dans

les Landes à quinze lieues de Bordeaux ; il pratiqua la médecine dans cette dernière ville où il acquit la plus grande célébrité. Il fut le premier médecin de son tems , & connu dans toutes les villes de son voisinage ; son bien fut médiocre ; sa manière de vivre frugale , modeste & toujours la même : il s'attachoit beaucoup à son métier ; il fut bon ami , bon père ; à son avis celui-là est heureux qui se contente de ce que le fort lui donne.

Il naquit peu curieux des affaires des autres : il ne fut ni ambitieux ni colère , parce qu'il sut se corriger de ce dernier vice. Il fuioit les assemblées tumultueuses ; sa femme étoit de la ville d'Acqs , sœur d'un célébre Rhéteur qui se distingua à Toulouse. Ausone mourut à l'âge de quatre vingt dix ans sans avoir ressenti les misères de la vieillesse : il marchoit encore sans bâton. On dit de lui , qu'il n'avoit imité personne, & que personne ne pouvoit l'imiter.

Il fut Préfet d'Illirie & membre du Sénat , mais la manière dont son

fils s'explique sur ses charges, prouve
que le père n'en eut que le titre & les
honneurs, sans avoir la peine de les
exercer, comme le remarque Baile. „ Il
„ semble, dit un Historien moderne,
„ qu'Ausone n'avoit seulement que
„ comme honoraire le titre, le rang
„ & les apointemens de Préfet ; il
„ ajoute qu'Ausone le médecin étoit
„ natif de Bordeaux...... que plusieurs
„ auteurs célébres l'ont mis au nom-
„ bre des Chrétiens, & qu'il étoit Ar-
„ chiatre de Valentinien I ".

Mais 1°. Scaliger avance qu'Ausone
fut médecin de Valentinien, & Baile en
doute avec d'autant plus de raison,
qu'Ausone le fils n'en dit pas un mot,
ainsi ce fait est au moins suspect. 2°.
Plusieurs auteurs ont mis Ausone le
fils au nombre des Chrétiens, mais
je ne trouve point qu'on ait parlé du
Christianisme du père ; son fils n'en
parle pas ; il semble donc que notre
Historien ait appliqué au père ce
qu'on a dit du fils. 3°. Ausone le
père étoit natif de Bazas & non de
Bordeaux, de l'aveu de tout le monde.
4°. Il n'y a pas à douter si Ausone le

père posséda seulement le titre de ses charges sans les exercer, puisqu'Aufone le fils dit expressément qu'il en avoit le titre sans en avoir l'exercice. Je ne sais où notre Historien a pris qu'il en avoit les apointemens.

On trouve dans le Journal de médecine, (année 1763) des réflexions fort touchantes pour les médecins de Guienne au sujet d'Aufone leur compatriote. On y remarque d'après Aufone le fils, que son père ne fut jamais ni témoin ni dénonciateur contre personne ; c'est-à-dire, suivant le commentaire de Baile, „ qu'il eut de „ l'averſion pour les procès ; qu'il fut „ sans envie, sans ambition, qu'il „ mettoit au même rang de jurer & de „ mentir, qu'il ne trempa jamais dans „ nul complot, dans nulle cabale, „ qu'il n'inventoit point de faux bruits „ contre la réputation de son prochain". Voilà sans doute qui fait beaucoup d'honneur à la médecine, & voilà un exemple bien frapant pour les médecins.

Mais les compatriotes d'Aufone, les habitans de Bazas & des environs, ne

sont pas moins jaloux que les médecins de cette Province de ressem-
bler à Ausone au sujet des mœurs.
La candeur & l'honnêteté furent toujours révérées dans la patrie d'Ausone, s'il n'eut pas d'égal en médecine, il en eut du côté de la probité.

Cet éloge est dû aux habitans de
cette partie de l'ancienne Aquitaine,
où la noirceur, la bassesse, la perfi-
die sont montrées au doigt, & où
les habitans notables se distinguerent
toujours, soit dans l'église, soit dans
le service, soit dans les sciences &
la magistrature : si quelqu'un s'écarta
de la route ordinaire, il devint
l'objet de l'indignation publique &
du mépris de tout le monde.

On y conserve & on y chérit la
mémoire d'une foule de grands hommes dans tous les genres. Chaque siécle
auroit pû donner matière à des éloges pareils à ceux que le Poëte Ausone fit des illustres de Bordeaux. Des
lieux peu éloignés les uns des autres,
furent dans cette portion des Provinces méridionales, les berceaux des

montagnes

Montagnes des Huares , des Baile , des Pardis , des Scaliger , des Abadie , des Marca , des Lichigaray , des Montesquieu. Les pères montrent ces berceaux à leurs enfans.

On révére notamment, dans la partie d'Aufone , le lieu de la naissance de Bertrand Goth , Pape , & les maisons qu'habiterent quelques-uns de ses cardinaux. On remarque celle qui fut possédée par Espagnet, membre du Parlement de Bordeaux , & distingué par ses lumières dans le dix septième siécle. C'est à cet homme de lettres qui tenoit beaucoup à la médecine par son goût pour la chimie , que la Guienne dut les premières notions de la Philosophie moderne. Il porta ses soins jusqu'à publier des méditations , alors trop peu connues sur l'éducation des Princes, où il se trouve des leçons pour tous les états.

Heureux ceux qui surent profiter de ces leçons & des exemples de tous ces grands hommes : malheur à ceux que de viles passions précipiterent dans les horreurs & les bassesses du vice : ils n'eurent que des jours tris-

D

tes à passer dans ces contrées gayes
& fortunées, où l'on ne connut la perfi-
die, le mensonge, la calomnie que
pour leur déclarer une guerre éter-
nelle & publique.

Ceux qui savent la langue naturelle
du pays sont surpris de la grande
quantité de mots plus ou moins si-
gnificatifs, consacrés à peindre un
homme inutile, ou qui oublie les devoirs de son état.

On l'appelle ,, bandoulé, aurugué,
,, tracanard, bau, pec, estournieu,
,, neci, campich, esbaraulat, pe-
,, gous, aliman, truque-taulés, jo-
,, nan-l'aizit, guillem-pesque, cap-
,, dauzet, lüec, gulém, pegous,
,, cagot, escrepi, piloi, ucalancit,
,, hore-biat, cere-birat''.

Toutes ces épitètes & autres semblables que les médecins savent
constament mieux que les autres habitans, sont employés à poursuivre
sans relache les gens oiseux ; ceux qui
ont commis des actions honteuses &
deshonnêtes ; c'est avec ces armes que
les enfans leur courent après : on les
force de quitter ces pays libres & éclai-

rés pour aller dans les grandes villes , y enfevelir leur opprobre &
effayer de furprendre la vigilance des
Magiftrats.

Des mœurs libres , fimples & épurées durent produire d'excellens médecins dans ces climats tempérés :
ils furent dès les premiers fiécles de
l'églife fertiles en hommes célébres ,
les fciences y étoient en honneur
lorfqu'elles etoient encore inconnues
dans d'autres Provinces. L'Aquitaine
prépara les voyes à la doctrine des
Arabes qui vint fe répandre dans les
Gaules.

L'empirifme dura dans l'état où
Marcel, & fans doute Aufone, l'avoient
quitté jufqu'au tems des Arabes &
jufqu'à celui de la fondation des Univerfités : celle de Montpellier & celle de Paris devinrent en France
les deux principaux centres où alle-
rent aboutir toutes les connoiffances
médicinales , elles en reffortoient plus
ou moins ornées d'une forte de dogme propre à Galien & aux Arabes,
& que plufieurs grands hommes cultiverent avec foin ; mais l'empirifme

quoique confondu dans les écoles avec les autres sectes, marcha toujours presqu'à l'ordinaire, il occasionna bien des disputes.

Nous trouvons une preuve de ces disputes, c'est-à-dire, des efforts que faisoient les Dogmatiques scholastiques pour abolir entièrement l'empirisme, dans les ouvrages de Riolan, le père, médecin de Paris; il dédia un de ces ouvrages au Parlement de Paris „ jusqu'à quand, s'écrioit-il, „ souffrirez-vous que des Empiriques „ marchent tête levée au milieu de „ cette capitale qu'ils infectent de leurs „ mauvaises pratiques".

Cet auteur renouvelle en peu de mots tous les reproches faits autrefois aux Empiriques : personne ne lui répondit : s'il avoit eu à faire à quelque Empirique fameux, il eut trouvé à qui parler, en effet il osa porter sa passion pour les dogmes de son école, au point d'avancer „ qu'il „ aimoit mieux se tromper avec Galien, que suivre une bonne route avec „ Paracelse qu'il regardoit comme inspiré par le diable". On sent qu'une tê-

te auſſi fougueuſe donnoit beaucoup
d'avantage à ceux-même qu'il prétendoit
combattre.

Le Parlement de Paris écouta ces
clameurs & ſut évaluer un zèle ou-
tré : les Empiriques reſterent dans
Paris & dans les campagnes ; on en
ſentit la néceſſité en gémiſſant de ſes
abus & de ſes excès , non moins
terribles que ceux dans leſquels Riolan & ſes pareils tomberent.

Il y eut même beaucoup de médecins de la faculté des plus diſtin-
gués qui ne renoncerent point à l'empiriſme dans le traitement des maladies ; il n'y a qu'à ouvrir les ouvrages des Houliers , des Duret ,
des Baillon pour s'en convaincre : on
y trouve dans la cure des maladies
des remédes purement & ſimplement
empiriques.

Nos Rois toujours attentifs au bonheur de leurs ſujets, acheterent en pluſieurs occaſions les remédes des Empiriques , pour en faire part à tout
le monde. La liſte de ces remédes
eſt fort conſidérable. Nos Rois juge-
rent auſſi à propos d'établir une com-

miſſion royale dont leur premier médecin fut toujours le chef : cette
commiſſion qui dure encore , fut deſti-
née à ramaſſer & à examiner les remédes des Empiriques , & à choiſir
les plus convenables & les plus utiles.
Ce fut évidemment une reſſource né-
ceſſaire pour l'empiriſme que les écoles combattoient avec force.

C'eſt de cette ſorte d'école ou
d'académie ou de tribunal , ou bien
des ſources faites pour y aboutir , ſup-
poſez que les écoles ne fuſſent point
propices à de nouveaux remédes , que
ſont ſortis la plûpart de ceux que
nous employons aujourd'hui. Le Mercure , le Tartre émétique , les divers
ſels neutres , le Quinquina , l'Ipéca-
cuana , le Kermes & tant d'autres qui
ont enfin forcé les médecins dogmatiques dans leurs retranchemens ; ils ſe
ſont accoutumés à croire que la découverte de ces remédes leur apparte-
noit.

L'Inoculation de la petite vérole
a pris naiſſance dans les mêmes ſources que tous ces remédes , chez le
peuple , à la campagne , parmi les

femmelettes, dans les petits-ménages.
Milady Montaigu vit faire cette opération à Conftantinople ; elle eut le
courage de l'éprouver fur un de fes
enfans ; elle l'apporta en Angleterre ,
où l'on s'en rapporta à fa bonne foi
& où l'on effaya l'Inoculation : elle
paffa d'une main à une autre précifément comme les pratiques des Empiriques.

Il paroît évident que les médecins qui tiennent à la fecte empirique , & qui fuivent exactement fes
principes, fa marche & fes progrès ,
ne peuvent s'empêcher d'effayer de
l'Inoculation : ils doivent la tolérer
& peut-être même la confeiller. Un
des grands principes des Empiriques
fut toujours qu'on devoit néceffairement s'en rapporter à d'honnêtes
gens qui affurent un fait : ici le peu
de danger de l'Inoculation eft pu-
blié par mille bouches inftruites :
fes inconvéniens font prouvés être
beaucoup moindres que ces avantages.

D'ailleurs cette pratique qui fut d'a-
bord purement Empirique eft éclairée

& conftatée par le témoignage de plufieurs grands médecins étrangers : ceux de France ne peuvent donc s'empêcher de convenir qu'on doit effayer de cette méthode, à moins de donner un dementi formel à tous les partifans de l'Inoculation ; or ils font en bien plus grand nombre & d'un poids bien plus remarquable que ceux qui protégerent le Quinquina, le Kermes & autres remédes qui ont pris le deffus.

Ainfi l'Inoculation fervira à démontrer ce qu'Hippocrate a remarqué avec tant de fageffe, c'eft que l'art fe forme peu à peu, qu'il s'enrichit journellement de nouvelles découvertes, qu'il ne peut être au comble de fa perfection qu'après un grand nombre de générations. Hippocrate en parlant ainfi femble avoir peint l'empirifme qui profpére fans ceffe, qui fans ceffe travaille à la découverre de nouveaux remédes.

On peut hardiment en conclure qu'Hippocrate eut admis l'Inoculation : ou bien il eut fait une faute auffi confidérable que celle qu'il commit

en défendant à ſes diſciples de s'exercer ſur la taille : ſi on l'eut cru ſur
ſa parole, on n'auroit pas porté cette
opération au point de perfection où
elle eſt aujourd'hui. Si on en croyoit
les ennemis de l'Inoculation, on s'op-
poſeroit, par les mêmes raiſons,
à pluſieurs autres découvertes importantes qu'on fera peu à peu. Mais
il ne s'agit aujourd'hui que du bien
qui ſemble devoir réſulter de la tolérance de l'Inoculation.

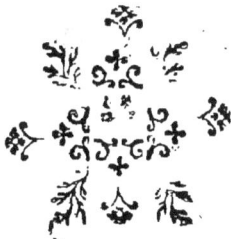

CHAPITRE SECOND

Les médecins Dogmatiques Théoriciens, Méchaniciens, Chymiftes.

§ I.

Principes des médecins Dogmatiques. Chirac, Boerhave. Leurs opinions conduifent néceffairement à la tolérance de l'Inoculation.

,, Les médecins dogmatiques pré-
,, tendent qu'il eft néceffaire de
,, connoître les caufes évidentes &
,, les caufes cachées des maladies. Ils
,, penfent qu'il faut favoir comment
,, fe font les diverfes fonctions du
,, corps, ce qui fuppofe la connoif-
,, fance des parties internes. Les cau-
,, fes cachées font, fuivant eux, celles
,, qui dépendent des principes dont

„ le corps est composé, & qui for-
„ ment la santé par leur accord, &
„ les maladies par leur desacord.

„ On ne peut, ajoutent-ils, savoir
„ comment il faut s'y prendre pour
„ guérir une maladie si l'on ignore
„ d'où elle vient, & il faut suivre
„ différentes voyes dans le traitement,
„ si les maladies viennent de l'excès
„ de l'un des quatre élemens, comme
„ des Philosophes l'ont cru, ou si
„ les maladies viennent des humeurs,
„ comme le pensoit Hérophile, ou s'il
„ faut s'en prendre aux esprits, com-
„ me faisoit Hippocrate, si le sang
„ s'arrête dans les conduits destinés
„ aux esprits pour y former l'inflam-
„ mation suivant Erasistrate, ou bien
„ si les petits corps en s'arrêtant dans
„ les pores les bouchent, & les obs-
„ truent suivant la théorie d'Asclépia-
„ de.

„ Ils attribuent toutes les expérien-
„ ces & tous les essais des remédes
„ aux raisonnemens de ceux qui les
„ ont employé les premiers. Ils disent
„ qu'un médecin doit connoître les
„ mouvemens de la respiration & les

,, changemens qu'elle fait dans le corps,
,, l'histoire des changemens qui arri-
,, vent aux alimens par la digestion,
,, la cause du sommeil & de la veille;
,, puisqu'il est impossible de remédier
,, aux dérangemens de ces fonctions
,, sans en savoir exactement l'histoi-
,, re ,,....

Tel est le tableau que Celse fait des anciens dogmatiques ou de leurs opinions; il est aisé d'y joindre tous les systêmes & les opinions nouvelles sur l'anatomie, la chimie, & les diverses hipothèses sur la cause de la chaleur, du mouvement du cœur, de la formation du sang & de toutes les autres assertions des dogmatiques modernes.

On voit bientôt en quoi consiste leur systême de médecine : il se réduit à la connoissance des fonctions naturelles, d'où découle celle de leurs dérangemens, ou des maladies, de même que la manière de les traiter ; les remedes doivent être déterminés par le raisonnement, & d'après les connoissances qui résultent de celles de l'état de santé, de même que sur ce qu'on peut connoître de l'action ou de l'effet de ces remédes dans le corps.

Ces médecins doivent tolérer l'Inoculation ou renoncer à leurs principes. En effet, ces principes apprennent
à déterminer les caufes matérielles de
la vie & de la fanté, les caufes des
maladies, & les changemens que doivent opérer les remédes pour guérir
ces maladies ; tout cela doit néceffairement conduire à la tolérance dont
il eft queftion : c'eft ce qui fe prouve,
je crois, par le détail où je vais entrer.

Ouvrons les livres claffiques de notre fiécle : prenons pour exemple deux
hommes célébres qui ont porté le
dogme auffi loin qu'il peut aller en
médecine, & qui font, pour ainfi
dire, les deux colonnes de nos écoles modernes, furtout en France ; exa-
minons les opinions de Chirac & de
Boerhave.

Chirac ne parle que d'engorgemens
des vaiffeaux, de liberté dans la circulation : la fanté dépend du bon état
du fang & de fon mouvement ; toutes les maladies dépendent des engorgemens & de l'épaiffiffement des li-

queurs, d'où il fuit invinciblement, fuivant les principes ide Chirac, qu'il n'eft point de maladie qu'on ne guériffe en rétabliffant la liberté de la circulation, & en détruifant la plenitude des vaiffeaux, qu'il n'y en a aucune qu'on eut evité, fi on avoit empêché l'engorgement & l'épaiffiffement des liqueurs.

Boerhave voit, décrit, & ne ceffe de montrer à fes lecteurs un nombre déterminé d'acrimonie auquel nos humeurs font propres; elles s'aigriffent, fe ranciffent, deviennent alkalines, nidoreufes ; il pourfuit les vaiffeaux jufques dans leurs dernières divifions, de même que les humeurs qu'ils contiennent. Sa réputation eft dûe en grande partie à la méthode qu'il a mife dans tous ces petits détails.

Il en réfulte que les mauvaifes tournures des humeurs & leur épaiffiffement dans les vaiffeaux, font les caufes des maladies; qu'on les guérit en corrigeant les humeurs & en enlevant les embarras, & qu'on les évite en empêchant ces accidens.

On dira peut-être que les fyftêmes

de Chirac & de Boerhave ne font
que des apperçues, des échafaudages
pour approcher du vrai le plus qu'il
eſt poſſible, qu'on ne doit pas en
faire la baſe inconteſtable des déciſions
de théorie & de pratique.

Si cela eſt, pourquoi apprend-t'on
toutes ces ſopinions aux jeunes gens ?
Pourquoi deſaprouve-t'on ceux qui
s'écartent de ces idées ? Pourquoi ces
idées ſont-elles le code ſur lequel on
juge les médecins ? Pourquoi s'en ſert-
on pour entretenir le public dans la
confiance qu'il doit avoir pour la médecine ?

Mais, je ſuppoſe qu'il y à des médecins qui ſont perſuadés de ces idées,
& qui agiſſent en conſéquence ; on
doit paſſer la ſuppoſition, ou bien
on ſeroit forcé de ſuſpecter la bonne
foi de beaucoup de médecins qui
paroiſſent perſuadés de la vérité de
ces théories. Ce parti ne paroît pas
poſſible à prendre, & voilà les médecins qui doivent tolérer l'Inoculation, en raiſonnant conſéquemment,
& ſans s'écarter de leurs principes.

Un des grands avantages de cette

médecine simple & méchanique est de pouvoir, lorsqu'on s'y prend de bonne heure, éviter les amas d'humeurs qui lorsqu'ils sont établis, deviennent les causes des maladies ; c'est une remarque qui se renouvelle chaque jour parmi les médecins méchaniciens.

Le public a appris d'eux à raisonner suivant leurs principes, & c'est sur ces dogmes des médecins, de même que sur les connoissances que le public tient pour certaines d'après eux, que sont fondés des axiomes que tout le monde répéte en termes exprés ou en termes qui ont la même valeur.

Il faut s'y prendre de bonne heure dans les maladies, ,, sans quoi elles ,, font des progrès ; on ne retrouve plus ,, le tems qu'on a perdu les premiers ,, jours d'une maladie. Un malade n'a ,, pû faire des remédes dans le com- ,, mencement d'une maladie, & il a ,, dû nécessairement s'en trouver mal".

Il passe, en un mot, pour certain que des remédes placés au commencement d'une maladie, la rendent moins fâcheuse, moins maligne. Malheur

à ceux qui s'écartent de ces loix. Mais
que fignifient-elles, fi ce n'eft que des
évacuations faites le plûtôt qu'il eft
poffible dans une maladie, dégor-
gent les vaiffeaux, diminuent les embarras, rendent la liberté à la cicula-
tion, adouciffent le fang, ébranlent
les divers foiers qui croupiffent dans
les entrailles, vuident la faburre des
premières voyes qui, lorfqu'on la laiffe, ne ceffe de fournir un chile infecte,
épais, vifqueux.

Cela étant, une petite vérole ne
peut être dangereufe, elle doit au
contraire être bénigne, lorfqu'elle tombe fur un corps qu'on a évacué, &
dont on a corrigé les humeurs, de
manière à ce qu'il ne refte dans les
parties intérieures aucun ou prefque
aucun engorgement. On doit attendre
le même évenement dès que les humeurs font douées d'un dégré convenable de douceur, de fluidité, de
confiftance, & qu'elles font le moins
falées, le moins acres, le moins cor-
rompues qu'il eft poffible par la préfence des matières qui croupiffent dans
l'eftomac ou ailleurs.

Il n'est point de médecin méchanicien qui ne soit bien content d'avoir
pû, dès les premiers mouvemens de
fièvre qui ont précédé la petite vérole, donner du jour & de la liberté
au sang par quelques saignées, adou-
ci les humeurs par quelques apozémes
& balayé les premières voyes par quelques laxatifs ou par l'émétique.

Quel d'entre eux laisse échapper
l'occasion de placer au moindre soup-
çon de petite vérole, quelqu'un de
ces remédes préparatoires ? On se fé-
licite toujours, lorsqu'on suit les principes dont il est question, d'avoir
rempli ces préalables importans ; on
se reproche de ne pas l'avoir fait,
lorsque par hazard on y a manqué ;
on est surpris qu'une petite vérole dans
laquelle on a négligé les remédes généraux tourne à bien.

C'est une forte de scandal que cela
arrive ; c'est un vrai malheur qu'une de
ces guérisons contraires aux regles reçues, parce qu'une seule guérison dûe
à une imprudence, ne peut manquer
de faire commettre des fautes essen-
tielles ; on est malheureusement porté

à en conclure qu'une méthode qui a
réuffi feulement par hazard , peut ou
doit réuffir dans tous les cas.

Combien de fois n'a t'on pas dit ,
en fuivant toujours les mêmes principes , à des malades guéris par un traitement regardé comme extraordinaire ,
que leur guérifon cauferoit la mort à
beaucoup de perfonnes ? & combien
de fois n'a t'on pas effayé de faire
fentir aux empiriques que le plus grand
malheur qui a pû arriver à l'humanité , eft que leur remède ait réuffi fur
quelques particuliers , parce que ces
remèdes faits contre les régles de la
bonne doctrine, ne peuvent que nuire
à la longue?

On ne peut rien dire , en raifon-
nant comme les dogmatiques doivent raifonner, de plus frappant contre
ceux qui s'écartent des routes ordinaires & qui ofent vanter quelques
cures plus ou moins brillantes : c'eft
les attaquer dans leurs plus forts retranchemens & les juger fuivant leurs
propres aveux ; c'eft le vrai moyen
de déterminer le public à garder fa
confiance pour les médecins dogma-

tiques & principiés ; c'est lui apprendre qu'il ne faut pas s'en tenir à
quelques évenemens rares & isolés ;
mais qu'il faut raisonner d'après une
bonne théorie.

Comment un médecin qui a paffé fa vie dans l'étude & dans la
pratique de l'art, d'après cette bonne théorie, pourroit-il fe défendre
autrement des corollaires malfonans
qu'on voudroit tirer de l'histoire des
guérisons faites contre fes régles ?
Comment entretiendroit-il autrement
la confiance que le public lui doit ,
confiance qui , fi elle est le plus bel
appanage de la médecine , est auffi
le plus fûr garant de la tranquilité
publique ? or elle ne peut être af-
fife que fur la perfuafion où l'on
est qu'un médecin honnête homme
& éclairé, n'employe fes veilles qu'au
bonheur de fes concitoyens , & que
perfonne n'est plus en droit que lui
de prétendre à cet avantage.

§ I I.

Les Dogmatiques se croient cer-
tains de leurs principes. S'ils
en étoient crus, ils assujettiroient
tout le monde à la même mé-
decine. Ils se renforcent des
idées des chimistes. Exemple de
leur façon de raisonner.

UN médecin dogmatique se croit
dans le même cas qu'un astronome certain de la vérité de ses cal-
culs : celui-ci est en droit de rejetter toute opinion, toute présomption, par exemple, une prédiction hazardée par un homme sans principes
au sujet d'une éclipse. Cette prédiction peut être heureuse par hazard,
mais n'étant pas fondée sur une théorie démontrée & incontestable, elle
ne peut assurer à celui qui la met en
avant le titre d'astronome.

Un exemple pris dans la science
des machines, des pompes & des

mesures, convient encore mieux à notre sujet que celui qui est tiré de
l'astronomie ; en effet si les médecins dogmatiques méchaniciens croyent
leurs régles & leurs principes aussi
bien fondés & aussi invariables que
ceux des astronomes , ils vont encore plus loin ; ils ne se contentent
pas de partir des observations & des
effets observés , comme les astronomes , ils remontent aux causes &
aux principes comme les Phisiciens
& comme ceux qui calculent les forces des machines artificielles.

Aussi cette classe de médecins a-t-
elle pris pour base les loix d'Hidraulique, celle des poids & des
leviers appliqués au corps humain ,
celles de la circulation du sang &
de ses divers dérangemens : aussi trou-
ve-t- on dans tant d'auteurs qui se
sont copiés les uns les autres , les régles de la vitesse du sang dans ses
tuyaux , celles de l'application de la
saignée en différentes parties & en
différens vaisseaux , la théorie de la
dérivation & de la revulsion des hu-

meurs par les faignées faites aux bras
ou aux pieds,

C'eft pour toutes ces raifons qu'on
ne ceffe de publier que le corps humain eft une machine hidraulique dont
un médecin connoît les refforts qu'il
dirige , & dont il difpofe à fa volonté. „ Et cette belle doctrine difoient
„ Chirac & tant d'autres , diftingue
„ les médecins modernes des anciens ;
„ qui allant à tâtons fans avoir la
„ connoiffance de la circulation du
„ fang & de fes fuites , n'étoient
„ que des efpèces de maréchaux fer-
„ rans".

Faifons en paffant une réflexion qui
fe préfente affez naturellement au fujet
de ces médecins , fi fort au deffus de
leur befogne & qui voyent fi clair dans
le corps humain , s'ils étoient tous par-
faitement d'accord , ils pourroient ef-
pérer de donner des loix aux hommes,
& de pofer les fondemens d'une théorie & d'une pratique invariables ; ils
pouroit fe flatter d'affujettir tous les
jeunes médecins à une manière déterminée d'exercer la médecine , &
le public à ne fe laiffer médicamen-

ter que suivant les régles reçues. Ce seroit le moyen de rappeller peu à peu cette loi des Egiptiens qui fixoit & déterminoit sans réserve tous les médecins à une pratique particulière.

Mais cette violence ne s'accorde pas avec la douceur & la sagesse de nos loix. Une pareille société de médecins n'est qu'imaginaire ; ceux qui la conçoivent comme possible ou qui peut être en desireroient l'existance, ne sont que tolérés par la justice, de même que toutes les autres classes de médecins.

Ceux-ci se flattent de connoître la circulation & ses loix ; ils savent que les maladies dépendent des engorgemens des parties, & leur pratique ne tend qu'à diminuer ces engorgemens par des évacuations ; ils sont toujours certains que des évacuations faites avant l'engorgement formé l'auroient évité ; beaucoup de Phisiciens sont d'accord avec eux de toutes ces vérités : tout cela est établi & prouvé, de même que tout ce qui s'ensuit, & que chacun voit à merveilles.

Ces médecins ont encore d'autres ressources & d'autres apuis de leur
doctrine

doctrine ; ils peuvent fe joindre & fe joignent en effet à ceux qui ont étudié à fonds toutes les nuances de l'épaiffiffement des humeurs , à ceux qui connoiffent les diverfes tournures de ces humeurs , aux Chimiftes. enfin qui par leurs analifes & leurs décompofitions font toucher au doigt & à l'œil les divers fels qui manquent ou qui prédominent dans le fang , de même que les moyens de détruire ou de revivifier ces fels.

En fuivant ces opinions , on voit à merveilles le fang compofé d'un certain nombre de globules , fe décompofer & entrer dans les petits vaiffeaux , s'épaiffir ou fe concrétre dans ces vaiffeaux , s'y incunéer en les forçant & les abandonner en les laiffant en liberté ; ce qui eft dû aux effets des remédes appliqués à propos.

Lorfque les acides prédominent dans l'eftomac ou dans le fang , on eft fûr de les aller mafquer ou détruire en leur envoyant un fel contraire. Enfin on fait laver le fang , le délayer , lui donner du jour ,

E

relacher les vaisseaux, les ramollir, & les fortifier suivant le besoin. Eh que ne fait-on pas évacuer de l'estomac ! que ne purge-t-on point ? De combien de manières ne fait-on pas nétoyer ce réservoir où s'assemble tant de saburre, tant de pourriture !

Ces assertions & autres semblables ne font que des théorémes épars dans les ouvrages des méchaniciens modernes ; ils doivent au reste ne pas le prendre sur un si haut ton avec tous les anciens, puisqu'il y en eut parmi eux qui eurent à peu près les mêmes principes, les mêmes projets, la même simplicité & la même solidité d'opinions. Il en résulte une logique particulière & une manière de juger la nature des maladies, dont voici un exemple qui suffira pour mes lecteurs.

Un médecin méchanicien trouva un jour trois jeunes gens, & sans les saluer ni leur parler autrement, il s'arrêta avec eux & après les avoir considérés attentivement, „ il dit „ à l'un, vous avez l'acre envelop-

„ pé dans le vifqueux , à l'autre ;
„ votre fang hére dans les vaiffeaux
„ capillaires ; & au troifième , vos
„ globules fanguins roulent languif-
„ femment & noyés dans beaucoup
„ d'eau".

Voilà comment & dans quel fens
ce médecin jugeoit fes malades d'a-
près fes principes : c'eft ainfi à peu
près qu'il faut marcher dans cette
feéte ; c'eft du moins la route qui
a été tracée par des médecins même d'un mérite diftingué ; & c'eft
d'après de pareilles décifions qu'on
a fouvent jugé , qu'un homme étoit
grand médecin , qu'il étoit né médecin , qu'il lifoit dans l'intérieur
du corps.

Quelle aétivité , quelle confiance ,
quelle vigilance , tous ces principes
ne doivent-ils pas infpirer aux médecins qui les ont adoptés ! Ils ne
peuvent , ce me femble , s'empêcher
de prendre tous les moyens poffibles,
d'affujettir le public à leurs régles ;
& puifque la médecine veut étendre fon empire autant fur ceux qui
font en bonne fanté pour faire

durer cet heureux état, que fur ceux
qui font attaqués de quelque maladie pour la guérir, il n'eft point
d'homme qui ne fe trouve affujetti
à obéir fans ceffe aux loix de la
médecine dogmatique & méchanique.

,; Buvez tant d'eau pour délayer
» votre fang qui a tant perdu au-
, jourd'hui ; nétoyez votre eftomac,
» quittez cet aliment qui produit un
» fuc épais & vifqueux, prenez gar-
» de à ce fel acide ; corrigez-le
» par cet alkali". Voilà les préceptes journaliers auxquels nous devons
tous être foumis pour éviter les engorgemens & pour empêcher l'épaiffiffement des humeurs. Avec ces loix
& cette façon de vivre on doit néceffairement jouir d'une bonne fanté.

Afclépiade, en parlant de fes régles,
fort analogues à celles-ci, ofa gager qu'il
ne feroit jamais malade. Il ne perdit
pas la gageure, puifqu'on dit qu'il mourut fubitement. On fait que Paracelfe
ofa vifer à l'immortalité conduit fur les
ailes de la théorie la plus brillante
& la plus près de la nature qui ait
exifté. Il n'eft pas le feul qui fe

foit laissé entraîner à ces prétentions, d'autres les ont eues sans oser les mettre au jour.

La panacée universelle, ou le reméde qui guérit tous les maux possibles, est un morceau friand après lequel bien des têtes courent, comme après la pierre philosophale, autre fois c'étoit tête levée, aujourd'hui on se cache; mais on poursuit sourdement cet objet.

J'ai vu un médecin qui disoit être persuadé qu'il ne pouvoit mourir en suivant les régles de son art : j'en ai vu plusieurs qui ont offert de démontrer aux Méchaniciens que si leurs principes étoient vrais, il seroit possible de rajeunir les vieillards & surtout de retarder la vieillesse, en détruisant toute cause d'obstacle à la circulation du sang.

Prenez garde que c'est souvent d'après de pareilles spéculations qu'on se détermine dans l'application des remédes. C'est la marche de l'esprit humain. Les Dogmatiques modernes ont cela de commun avec les anciens. Le grand rôle qu'ils ont joué

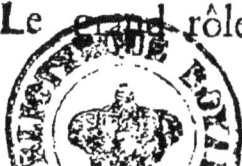

E 3

en médecine est dû en partie à ces flateuses idées.

---

§ I I I.

Galien Dogmatique décidé, sa gloire, ses éloges, sa persé-cution, ses abréviateurs.

Galien parut au deuxième siécle de l'églife, son génie & ses talens le firent bientôt diftinguer : nous le connoiffons principalement par fes ouvrages où il ne cesse de se vanter : ils font si chargés de chofes importantes, qu'ils doivent être regardés comme un corps de médecine complet ; & comme une enciclopédie plus fournie que celle d'Hippocrate. Galien a prefque tout dit, prefque tout vu, prefque tout appris par sa pratique & par fes obfervations, de même que par l'étude des opinions de fes prédé-

cesseurs qu'il récueillit avec attention.

On connoît la vogue des écrits
de Galien , sa réputation a duré
dans tous les siécles ; ses sectateurs
ont porté ses éloges au de-là de toute expression , d'où vient cette grande fortune ? Du mérite personnel de
Galien ; cela n'est pas douteux : mais
les circonstances heureuses où il se
trouva donnerent un relief singulier à
son mérite & contribuerent autant
que lui à étendre sa réputation.

Premièrement ses ouvrages eurent
le bonheur d'enterrer tous ceux qui
les avoient précédés ; ils se trouverent , pour ainsi dire , seuls : les
médecins antérieurs à Galien ne furent connus que par la critique qu'ils
en faisoient. Il n'est pas possible qu'il
ne se mit au dessus d'eux : c'étoit
son gout décidé : il eut pourtant l'honnêteté de s'humilier devant Hippocrate ; il le prit pour son Patron :
ainsi il joignit sa gloire à celle de
ce père de la médecine qu'Asclépiade & les autres n'avoient pu éclip-
ser que pendant quelques instans.

En second lieu , Galien s'unit aussi à Aristote , à cet homme étonnant destiné pour faire sur la terre des conquettes plus brillantes & plus durables que son héros Alexandre. Asclépiade au contraire , s'étoit tourné du côté de la Philosophie d'Epicure , moins à portée des hommes ordinaires, que celle d'Aristote. Etoit-il possible que Galien porté sur la gloire d'Hippocrate & d'Aristote, ne suivit pas le sort de ces deux grands hommes ? Est-il étonnant qu'il soit parvenu , ayant deux pareils guides , au point de grandeur où il est arrivé ?

Troisièmement , comme la Philosophie d'Aristote vint au point de détruire peu à peu dans les écoles de Théologie , jusqu'à la mémoire de Pythagore , de Platon & d'Epicure , les Pères de l'église , qui prirent le dessus & donnerent le ton en Philosophie comme en Théologie , ne purent manquer de faire réjaillir beaucoup de gloire sur Galien : il détourna en effet les regards des hommes de sur Hippocrate & les fixa fur lui-même ; d'autant plus qu'il s'étoit étudié à tanfer vivement les ennemis d'Hippocrate, à répondre à leurs objections & à s'approprier fa doctrine : il fut loué par faint Jérome & faint Grégoire de Nice, qui lui affurerent les fuffrages des chrétiens. Les Jurifconfultes augmenterent fon autorité.

Enfin la Philofophie, le fyftême de médecine, la manière de raifonner de Galien fentent tellement le péripathéticien, ils donnent fi beau jeu à la méthode fcholaftique, qu'on peut affurer que, comme les ouvrages d'Ariftote renfermoient, à travers mille obfcurités, tous les bavardages de Logique & de Métaphifique qu'on y a puifé depuis ; de même les ouvrages de Galien contenoient mille leçons toutes du ton propre aux écoles, qui en effet s'y attacherent avec acharnement.

Galien fut donc un très-grand homme ; mais il fut auffi heureux que grand : il le fut autant par fa réputation que par celle d'Hippocrate & furtout par celle d'Ariftote, auquel il

E 5

associa sa fortune : il fut sans doute plus Dogmatique qu'Hippocrate :
il tenoit moins à l'empirisme : il réussit mieux qu'Asclépiade à détruire ou
confondre les sectes qui avoient par-
tagé la médecine, & l'empirisme fut
mêlé avec le dogme. Ou plutôt
Galien créa un système complet de dogme : il assujettit le corps humain aux
quatre qualités, & aux quatre humeurs
tirées de la Philosophie d'Aristote.

Galien étoit-il plus grand médecin qu'Asclépiade & même que les
Empiriques ou les Méthodistes connus ? J'en doute. Fit-il un bien plus
réel à la médecine qu'Asclépiade &
que ces mêmes Empiriques & Méthodistes ? Je ne le crois point. Je
pense au contraire qu'il chargea la
médecine de mille futilités, qu'il
arrêta ses progrès, qu'il l'enterra dans
un bourbier, dans lequel prirent
naissance des nuées d'insectes ron-
geurs & duquel sortit dans la suite la poussière de l'école. Je pense en
un mot que l'empirisme & la méthode
& même la manière d'Asclépiade dure-

ront encore, lorfque Galien fera connu, comme ces anciens conquérans,
qui ont donné occafion à mille meur-
tres.

Les médecins diront, Dieu nous
garde d'un Galien & furtout de fon
armée pédante & burlefque ; car fi
vous otiez à Galien la foule de
partifans & de commentateurs qui
ont gâté fa mémoire, en croyant
l'embellir, il feroit très-recommanda-
ble par lui-même ; mais alors vous
lui otez la moitié de fa gloire ; elle
n'eft due en partie qu'aux échos mul-
tipliés qui l'ont publiée, ou au grand
nombre d'inftrumens triftes & peu
mélodieux qui ont donné à fes louan-
ges un ton aigre, faux & déplai-
fant.

Vous entendrez pourtant tous les
jours des lambeaux de ces chanfons
gothiques de l'ancienne école péripa-
théticienne & galénique. ,, Nous fui-
,, vons, vous dira t'on, Hippocrate
,, & Galien ; la doctrine de ces grands
,, hommes s'eft perpétuée jufqu'à nous :
,, nous fommes leurs imitateurs, leurs
,, enfans & leurs difciples". Répondez

E 6

courageusement , cela n'est pas vrai ;
vous voulez le faire croire au monde,
parce que vous n'osez point attaquer
ces anciens médecins, comme quelques-
uns des vôtres l'ont fait. Ils ont traité Hippocrate & Galien avec mépris ,
& ils les regardent , suivant l'expression à jamais mémorable de Chirac ,
comme des maréchaux ferrans.

J'ajoute que si votre manière d'en-
seigner & de pratiquer la médecine est
aussi vraie que vous vous en flattez, Chirac n'a pas tort. Détachez vous donc
du desir de vous faire regarder comme
les descendans légitimes d'Hippocrate
& de Galien , dites qu'ils étoient dans
l'erreur , & mettez les dans la classe
des Empiriques & peut-être des charlatans , puisque vous les regarderiés
comme tels s'ils vivoient parmi vous.

Il ne faut pas oublier que Galien
ne cessa d'être harcelé & poursuivi
par quelques confrères ameutés contre lui : il craignit même pour sa vie ,
ce qui pourroit faire croire qu'il n'avoit
pas autant de courage que de jactance.
D'ailleurs comme il paroît qu'il n'étoit
pas aussi endurant que l'indique son

nom, qui fignifie tranquile ou paifi-
ble, & comme il femble auffi qu'il tenoit de fa mère, non moins acariatre
que la fameufe Xantippe , il y a tout
lieu de penfer qu'il ne menagea pas fes
rivaux : s'il parloit comme il écrivoit ,
& s'il commença fans qu'on l'eut atta-
qué, certainement il dut heurter l'amour
propre de ceux de fa profeffion. L'ora-
ge qui s'éleva contre lui feroit plus
fingulier, s'il n'y avoit dans fes écrits
que des chofes honnêtes dictées par
une émulation permife , & s'il avoit
été d'un caractère doux, fimple, endurant , modefte & plus pyrronien
que dogmatique.

Mais Galien n'ayant pas été à l'a-
bri des traits de l'envie & de la calomnie, qui pourroit fe flatter d'être ex-
empt de pareilles épreuves : les plus
violentes dont la mémoire s'eft con-
fervée, ne font point à notre état
le tort qu'on pourroit croire, fi on
jugeoit des chofes fans réflexion. Les
plus vives forties contre les médecins
qui ont été perfécutés, n'ont été que
le produit de l'agitation excitée par
un ou quelques-uns de leurs confrères

cette agitation fut toujours le figne le plus parlant de l'impuissance de nuire réellement, & de la bonne envie qu'on en auroit ; elle ne fut que l'expression d'un besoin urgent & des efforts tendans : le plus souvent, à sortir d'un mauvais pas, dans lequel on étoit inconsidérément tombé.

Le corps entier n'a jamais eu pour objet de perdre, de persécuter, de décrier, de deshonorer un de ses membres : le corps n'a pas besoin de cela, parcequ'il lui est fort égal que Pierre ou Jean fassent leur chemin, l'un mieux que l'autre ; ainsi les persécuteurs de Galien ne furent pas les médecins en général, mais quelques ames basses & de mauvaises têtes, qui sentoient qu'il étoit de leur intérêt de perdre un rival heureux.

Galien avoit assez bien réussi chez l'Empereur & auprès de son fils ; il avoit mérité la protection de Faustine : il étoit l'ami de Démétrius, premier médecin de l'Empereur : tout cela lui attira quelques éloges de la part des courtisans : ces éloges tournerent la tête à ses rivaux. La bonne

•deur de la réputation de Galien devint un poiſon pour eux, parce qu'elle
tomba en terre corrompue ; mais cette
réputation ne faiſoit rien au corps des
médecins, au contraire.

S'il eſt donc vrai, comme Galien
le rapporte, qu'il ait embarraſſé un
Martianus en faiſant un prognoſtic plus
heureux & plus ſûr que le ſien ; ſi ce
Martianus commit une très-grande imprudence de ne pas s'en rapporter
aux lumières de Galien qui en ſavoit
plus que lui ; s'il eſt vrai qu'Antigénes
médecin babillard & calomniateur de
profeſſion, ſe trouva mal de ſa manière de procéder vis-à-vis de Galien ;
s'il eſt vrai enfin que ces Martianus, ces
Antigénes & autres ſe ſoient déchainés
contre Galien avec toute la fureur de
l'envie, il ne s'enſuit pas qu'on doive
imputer au corps des médecins les
fautes de quelques membres.

Les Antigénes & les Martianus ſe-
ront toujours les maîtres de ſe deshonorer tant qu'ils voudront : leurs fu-
reurs ne retomberont que ſur eux : ils
auront beau vouloir entraîner le corps

dans leurs complots & dans leurs égaremens, ils n'y réuffiront jamais.

Les premiers fucceffeurs de Galien
furent fes premiers efclaves ou fes ad-
mirateurs & fes copiftes. Paul d'Aegi-
ne, Oribaze, Trallien, Aétius, forment cette claffe. Charles Etienne les
a nommé Princes de la médecine,
dénomination flatteufe qui revient fouvent dans les écoles : ces médecins ne
font que des efpèces d'abréviateurs ou
de commentateurs de Galien. On trouve pourtant dans leurs ouvrages une
méthode ou un goût particulier à
chacun d'eux : ils ofoient penfer par
eux-mêmes, au moins quant à la façon de propofer leurs opinions.

Ils confondirent le dogme, la méthode & l'empirifme : ce dernier brille
toujours, furtout dans la partie pratique de la médecine. Cette pratique étoit
pour ainfi dire réduite à une chaine de formules ufueles qu'il fuffifoit
de poff   der ou de favoir par cœur
pour être médecin. Il faut que cette
méthode ait quelque chofe de bien naturel & de bien commode pour l'exercice de la médecine, puifqu'il y a eu

dans tous les siécles des médecins qui l'ont cultivée avec soin.

On trouve jusques dans les ouvrages de Sydenham, un abrégé de formules convenables à toutes les maladies : c'est assurément l'hommage le plus parlant qu'on puisse rendre à l'empirisme, puisqu'il prend sa source chez les partisans du dogme.

§ IV.

La médecine parmi les Arabes : Averroés, ses peines & sa gloire : fondation de la faculté de Salerne & de celle de Montpellier : La faculté de Paris.

LA médecine tomba enfin entre les mains des Arabes : elle joua un grand rôle chez ce peuple, penseur & sérieux, grand amateur de la poësie, & dont quelques Rois se piquoient de protéger les lettres : elle y devint plus aristotélicienne & plus péripathéticien-

ne que jamais, ce qui ne pouvoit
être autrement, puisqu'un de leurs ca-
lifes avoit vu dans la nuit un spectre
sous la figure d'Aristote qui l'exhortoit à l'étude.

Il se fit un composé ou un mélange des opinions de Galien & de celles d'Aristote, jointes à celles de quelques beaux génies parmi les Arabes :
il en résulta un corps particulier dans
lequel les nuances du galénisme se
voyoient mélées avec quelques réflexions particulières, mais surtout avec
l'empirisme propre aux pays qu'habiterent & que parcoururent les Arabes.

Les ouvrages de Freind, célébre
médecin Anglois, contiennent quelques
morceaux précieux de cette médecine arabe, qui prit la plus grande faveur surtout en Espagne, d'où elle se
répandit dans toute l'Europe

L'exemple d'Averroés suffit pour indiquer quel étoit le cas que les Arabes faisoient de la médecine & des
médecins : ce Philosophe médecin, un
des plus grands de sa nation, & rival
d'Avicenne, eut de grandes charges

dans la magiftrature ; l'application qu'il donna à la médecine ne le rendit pas indigne de les poſſéder, il fut ſi grand partiſan d'Ariſtote ; qu'il mérita le nom de commentateur par excellence.

Le courage qu'il eut de faire ſaigner un de ſes enfans âgé de ſix à ſept ans, prouve qu'il étoit plus médecin que bien des Ecrivains ne l'ont cru : cet exemple a au moins ſervi aux amateurs de la ſaignée, pour mettre Averroés au nombre de leurs grands hommes : ils ſe ſeroient difficilement déterminés à convenir, que ce n'eſt pas faire un acte de vrai médecin que d'ordonner une ſaignée.

Averroés eut des ennemis ; un de ſes confrères, c'eſt-à-dire un médecin, joint à des Nobles & à d'autres de Cordoue, lui porterent envie : ils ſurprirent un acte dans lequel ils attribuerent des ſentimens condamnables à Averroés : cette affaire eut de facheuſes ſuites pour lui : il tomba dans le piége des faux témoins : ſes ennemis jouirent d'un ſpectacle délicieux : ils le virent puni, bafoué & inſulté ; on lui crachoit au viſage.

Mais il fut enfin rétabli dans toutes ses fonctions, & ses délateurs furent sans doute bafoués à leur tour. Il échapa glorieusement à leur persécution : il fut un homme fort considérable, grand justicier, chef des Prêtres, juge de Maroc, & il s'acquit une brillante réputation, qui fut cependant ternie par de folles opinions, dans lesquelles une vaine subtilité l'entraîna.

Les Arabes fonderent des écoles : celle de Salerne & celle de Montpellier furent les premières de ses écoles le plus à portée de France : le sage & savant auteur de l'histoire de l'Université de Paris, convient que la médecine fleurissoit à Montpellier avant qu'on l'enseignât à Paris ; il convient de ce fait, quoiqu'il n'eut pas conçu le dessein de faire une histoire de la médecine en France.

S'il s'étoit proposé cet objet, étant convenu que l'école de Montpellier étoit la plus ancienne de celles qui font aujourd'hui dans le royaume, il eut sans doute senti la nécessité de poursuivre l'histoire de cette école célébre ; car que pourroit-ce être qu'une hissoîte de la médecine en France, dans laquelle on affecteroit de mettre dans l'oubli l'école de Montpellier?

Quant à l'école de médecine de Paris, l'hiſtorien de l'Univerſité place ſes premiers Profeſſeurs vers la fin du douzième ſiécle. Il a mieux aimé prendre ce parti, que d'embarraſſer ſon lecteur dans un labyrinthe de diſcuſſions très-obſcures au ſujet des écoles épiſcopales & monaſtiques : il n'a pas cru que pour prouver l'antiquité de la faculté de médecine, il fallut aller chercher dans les anciens monaſtères quelques écrivains curieux de travailler à des ouvrages ſur la médecine, qui ſe réduiſoient la plûpart à des copies de Marcel & des Arabes.

A dire vrai, il importe peu aux médecins de Paris d'avoir eu pour fondateur Alevin, ce Régent de toute notre France : Il leur importe peu que leurs prédéceſſeurs ayent fait corps avec les anciens Cornificiens & autres premiers lettrés de cette force.

Les médecins étoient en ce tems-là Juifs & Arabes : il eſt à croire, il eſt même certain que ces Juifs & ces Ara-

bes valoient bien les écolatres hiber-
nois qui faisoient rage dans ces tems
d'éternelles clameurs, qu'un goût biza-
re fait regarder comme les beaux jours
des écoles. Les médecins ne doivent-
ils pas se féliciter qu'on ne puisse rien
imputer a leurs ancêtres au sujet de
la persécution du malheureux Abai-
lard.

Ce fameux persécuté fut sans doute traité & guéri par eux, tandis que
le plus grand nombre des autres savans
le pourfuivoient à toute outrance &
avec autant d'acharnement, mais avec
moins de candeur que nos anciens
Preux pourfuivoient leurs ennemis ou
ceux de l'Etat.

Quel Docteur moderne, pourroit
avoir quelque regret que ses prédéceffeurs n'euffent pas été compris dans
ce ftatut, qui ordonnoit à tous maîtres ,, d'avoir une chappe ronde, noi-
,, re & tombant jufqu'aux talons, du
,, moins lorfqu'elle étoit neuve, ou
,, bien celui qui interdifoit les fou-
,, liers à bec recourbé " ? qui trouvera
mauvais que quelqu'un conçoive le projet de rayer de la lifte des médecins

„ Un Jean de S. Quentin qui se fit Do-
„ minicain & qui, pour donner un
„ exemple de la pauvreté évangélique,
„ descendit un jour de la chaire, où il
„ prêchoit, pour aller prendre l'habit
„ de Saint Dominique, & remonta
„ un moment après, dans la même
„ chaire devant le même auditoire"
„ voilà, il faut en convenir, une plai-
sante comédie pour un médecin.

Il seroit pourtant bon de décider si
les médecins de Paris suivirent l'Université dispersée & exilée, au commencement du treizième siécle ? L'examen de ce
fait pourroit conduire à des réflexions importantes. En effet si les
médecins suivirent l'Université dans son
exil que devinrent alors les malades
de Paris ? S'ils ne la suivirent pas,
ils n'étoient donc pas du corps de
l'Université.

Si quelques-uns la suivirent & si
d'autres resterent à Paris, ceux-ci
étoient donc de faux frères qui faisoient corps à part ; & qui formoient
les vrais médecins, ou ceux qui voyoient
les malades, tandis que les autres ha-
ranguoient dans les écoles. On doit

en dire autant de plusieurs occasions dans lesquelles l'Université cessa ses fonctions. Il n'y a pas apparence que les médecins cessassent de voir des malades : ils s'en seroient sans doute bien gardé.

Enfin je suis faché qu'un Ecrivain de nos jours qui n'a pas voulu nous laisser ignorer l'histoire des Bédeaux de la faculté de médecine de Paris, ne nous ait pas appris si les Bédeaux se trouverent à ce combat célébre livré par les Dominicains aux députés de l'Université ; de vigoureux moines tomberent avec des bâtons sur ces députés, mais principalement sur les Bédeaux qui furent les plus maltraités, parce qu'ils payoient pour leurs maîtres.

Claro & Bret, aujourd'hui Bédeaux de la faculté de médecine, auroient quelque intérêt à savoir si leurs ancêtres eurent part à cette triste défaite. Ils proposeront aparament la question à l'Ecrivain, qui n'ignore pas le détail le mieux circonstancié, de plus d'un fait de cette espèce & de cette importance.

Pressons-

Preſſons-nous de quitter ces ſiécles que nous devons oublier comme les jeux de notre enfance ; ſiécles obſcurs, où les premiers rayons du ſavoir ne ſervoient qu'à faire mieux appercevoir les ténébres de l'ignorance, & qui ne valoient point pour la médecine, le regne du pur & du ſimple empiriſme.

Qu'étoit-ce en effet que nos prémiers maîtres qui, parce qu'ils commençoient à ſavoir lire, paroiſſoient croire que la médecine s'apprenoit en liſant, & qui, aulieu de s'appliquer au traitement des maladies que les Empiriques leurs contemporains n'abandonnoient pas, paſſoient leur vie à tranſcrire les ouvrages d'Avicenne, à traduire, à commenter, à faire de mauvais vers, & puis à diſputer.

Nous n'en trouvons point qui ayent valu un gui de Chauliac médecin de Montpellier, non plus qu'un Linacre Anglois. La médecine poſitive & pratique ſe fit plûtôt connoître à ces étrangers qu'à nos pères des coles.

F

§ V.

Fernel, ses écrits, ses malheurs, son ennemi.

LA faculté de Paris fut amplement dédommagée dans les suites, après avoir longtems resté dans l'enfance, elle produisit un phénomène auquel il n'étoit guére possible de s'attendre. Fernel parut, comme l'éclair qui perce les nuages les plus épais ; il naquit dans l'école & s'éleva bientôt jusqu'aux cieux. Jamais auteur si élégant n'orna nos chaires ; jamais genie si aisé & si agréable ne traita notre médecine. Tout le monde lui a donné un rang distingué parmi les médecins ; je le place à coté de Celse, de Thémison, d'Avicenne, presque de niveau avec Galien & un peu plus bas qu'Asclépiade & qu'Hippocrate.

J'accorde à la faculté de Montpellier, qu'elle peut opposer ses Rondelet, ses Ranchin, ses Dulaurens,

& furtout fes Joubert à nos Duret, à nos Houliers, à nos Baillons, à nos Riolan ; mais elle doit en convenir, elle n'a perfonne à mettre en parallèle avec Fernel ; je ne ferai que trois reflexions fur fes malheurs, qui ne font pas affurément des taches pour lui.

1°. Un malin rival, Flefelles, dont le nom feroit tombé dans l'oubli s'il ne s'étoit attaché à calomnier Fernel, le fit paffer pour un homme qui couroit après l'argent, & qui étoit prefqu'auffi avare que Silvius. Flefelles fit de plus la faute de s'oublier affez lui-même, pour traiter Fernel de fripon & d'ignorant ; le prétexte de ces horreurs fut que Fernel n'aimoit pas à prodiguer le fang, aulieu que Flefelles vouloit beaucoup faigner. Quelles frivoles raifons pour porter le fer dans le fein d'un homme à la place duquel tous fes confrères auroient voulu être & que les calomnies d'un concurrent dénaturé & depayfé par la paffion, dûrent leur rendre plus cher !

2°. Fernel mourut trop tôt pou le

complement de sa gloire & pour l'avancement de la médecine. Il méditoit un ouvrage sur l'usage & l'administration de tous les remédes domestiques, empiriques & autres. Ses autres ouvrages auroient eu besoin d'être renforcés de ce dernier; on les a trouvé trop laconiques & un peu maigres pour la pratique; le reproche est assez bien fondé. Quel malheur qu'un homme qui paroît avoir été propre à marier le dogme à l'empirisme, n'ait pas eu le tems de remplir cet important objet! Ne trouvera-t'on jamais le moyen de lier ces deux sectes, de manière à les empêcher de se heurter sans cesse?

3°. Mais quel dommage que Fernel ait parut dans un siécle aussi peu favorable à l'éclat, ou du moins à la durée que méritoient ses ouvrages! A peine virent-ils le jour, qu'ils furent éclipsés par le tourbillon impétueux des Chimistes, qui vint boulverser la médecine; à peine ces ouvrages eurent-ils le tems d'être connus & goutés, que les plus savans médecins s'empressèrent de cou-

rir la nouvelle carière ouverte par
Paracelfe , à qui rien ne réfifta , qui
affujettit tout à fes loix , qui ébran-
la le galénifme jufques dans fes fondemens , & qui auroit perdu les écoles , fi celles-ci n'avoient plié fous
fa loi impérieufe.

Si quelque médecin réfifta aux vives forties de Paracelfe ; s'il y en eut
qui ne furent point éblouis par fes
paradoxes hardis & par fes découvertes qu'on ne pouvoit méconnoître , ce furent en partie des efprits
pareffeux & timides , obligés enfin d'a-
bandonner ce Fernel , lorfque la circulation du fang vint répandre fur la
médecine un jour éblouiffant.

Les ouvrages de Fernel fe trouverent donc à la preffe entre deux puif-
fantes factions , les Chimiftes & les
partifans de la circulation. Ces deux
factions partagerent les efprits ; ils fe
réunirent enfuite pour prendre un
parti mixte , non moins oppofé à
la doctrine des Arabes & de Galien ,
que Fernel porta à fon plus haut dégré de perfection.

Cet excellent Ecrivain eut encore à

combatre d'autres ennemis non moins
à craindre pour lui que la secte des
Chimistes & celle des partisans de
la circulation. On s'est trompé, ce
me semble, en prenant pour un
éloge, l'épigrame de Duret. Il disoit, que Fernel avoit mis en latin
très-agréables, toutes les bilevésées
des Arabes.

C'étoit plûtôt un reproche fait à
Fernel pour avoir mal employé ses
veilles & pour avoir paru trop peu attaché aux dogmes purs & simples
d'Hippocrate : ces dogmes firent les
délices & l'étude des Duret & des
autres restaurateurs de la médecine
grecque : qui se battirent avec trop
d'avantage contre les derniers des
écoles arabes.

On pourroit dire de Fernel, qu'il
manqua un peu de goût en donnant
la préférence au galénisme mêlé avec
les idées des Arabes ; il auroit dû
s'attacher à embellir le pur Hippocra-
tisme. Son génie moins étendu que
celui de Paracelse, le fit rester bien
loin de ce réformateur, qui marchoit
à pas de géant, abattant tout ce

qui se rencontroit. Fernel ne peut enfin disputer le premier rang aux partisans de la découverte de la circulation. Ils furent les vrais auteurs du dogme nouveau, plus léger & plus chatié que l'ancien,

J'aurois voulu que Fernel eut eu tous ces matériaux à manier : quelle différence de son stile à celui de nos faiseurs d'institutes ! Il me semble que Deleböé est celui qui a le plus approché de la manière de Fernel ; il a comme lui mis au jour un système de médecine fort élégant, il a de même travaillé à embellir une fausse route ; il y a cette différence, c'est que Deleböé s'est trop appésanti contre son ennemi Deusingius, aulieu que Fernel n'a rien dit de son Fleselles.

Quoiqu'il en soit, Fernel ne fut point un génie créateur, inventeur, destiné à réformer l'art ; il l'embellit de l'ouvrage le mieux fait qui ait parut. Il fut un peu trop enfoncé dans l'école, il en éclaira les dogmes, jusqu'à lui obscurs, traînans, mêlés de toutes les inutilités & de toutes les fadeurs de la Dialectique : il joua un rôle tout oppofé à celui du fameux Cœlius Aurélianus : celui-ci écrivit d'une manière la plus barbare ; mais il copia d'excellens modèles. Fernel s'attacha au char péfant des Arabes & des fectateurs corrompus de Galien ; mais il fit un corps élégant de leur doctrine faftidieufe.

Les Modernes ont pris de lui l'ordre & la clarté ; il n'en eft point qui ait pu en faifir le ftile & l'expreffion. Il a fourni quelque chofe à l'extention & au développement de toutes les nouvelles fectes, qui ont pris naiffance dans la chimie & dans la circulation du fang ; il a toujours été d'un grand fecours à ceux qui ont enfeigné la médecine. Ses ouvrages feront à jamais une forte de code du dogme : ils feront toujours fupportables & toujours lus.

Ils ferviront de guide à ceux qui entreprendront de réduire la médecine à des principes généraux & à la traiter fuivant les vœux des Dogmatiques : c'eft ainfi que le fonds

des opinions de Defcartes vieillira :
mais fa méthode ne ceffera point
d'avoir tous les agrémens de la nou-
veauté.

Enfin Fernel fut le plus grand ,
le plus élégant des Régens ou des
Profeffeurs : une école faite pour
inftruire la jeuneffe des élémens du
dogme , ne fauroit choifir un meilleur modèle.

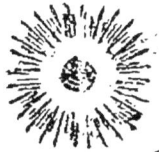

§ V I.

Un médecin dogmatique ne peut prendre que deux partis au sujet de la petite vérole. Le premier de tenir toujours ses malades dans les remédes : inconvéniens de ce premier parti. Le second parti à prendre est de protéger l'Inoculation.

REvenons à ce qui regarde la petite vérole : puisqu'elle ménace sans cesse ceux qui ne l'ont point eue , un médecin dogmatique méchanicien ou autre ne peut prendre que deux partis , au sujet de ceux qui ont confiance en lui , & qui craignent cette maladie ; il se rendroit coupable d'un abus de confiance , s'il laissoit en pareil cas dormir ses préceptes , & s'il ne réveilloit , au contraire , son activité. Il doit, dis je, prendre un des partis suivans.

Il tiendra quelqu'un qui n'a point eu la petite vérole, dans une suite de remédes journaliers, qui puissent empêcher les amas d'humeurs, leur épaississement, leur acrété, & enfin tout engorgement des parties intérieures qui serviroit de cause à la fièvre & au développement de la petite vérole. C'est le premier parti à prendre pour un médecin dogmatique : or ce parti seroit impossible à suivre, quoiqu'il découle nécessairement des principes de la médecine dogmatique. Il est peu d'hommes qui voulussent s'y assujettircontinuellement? pareille soumission ne devroit s'attendre que de la part de quelques mélancoliques toujours épouvantés des maladies qu'ils n'ont point & qu'ils évitent cependant rarement malgré leurs précautions qui vont jusqu'à la foiblesse & la puérilté.

Ce seroit un spectacle bien singulier qu'une ville, dont les habitans seroient tous sujets à de pareilles loix de médecine ; elle formeroit une manière d'hopital, flateur si l'on veut, ou plûtôt rempli de devoirs & de soins superflus, pour ceux qui le dirigeroient, mais très-ridicule en soi , & en tout une pauvre enfemblée d'humains.

Elle feroit la preuve de ce qu'on a propofé comme un paradoxe, favoir qu'une ville, une nation, une famille entièrement affujetties aux régles févères de la médecine , ne feroient que languir & feroient entièrement inhabiles aux fonctions qui font du devoir ordinaire des hommes , la guerre, le commerce , les différens arts. On craindroit fans ceffe de fe faire mal , on deviendroit d'autant plus douillet & d'autant plus poltron , qu'on feroit plus inftruit de ce que les variations de l'air , le chaud & le froid ; le vin & les liqueurs & tout le refte , peuvent occafionner , en procurant des engorgemens intérieurs , en brûlant & defféchant le fang.

J'ofe le dire , il faudroit pour corriger des médecins , (s'il y en avoit qui donnaffent tête baiffée & fans quelque reftriction dans les régles auftères & rigoureufes de la

médecine dogmatique) les condamner
à faire la médecine dans une ville
ou dans une famille comme celle
dont il vient d'être queſtion. Ils ver-
roient alors à quoi peuvent conduire les abus de leur ſyſtême ; ils ſeroient les premières victimes de ces
raiſonnemens éternels ſur l'épaiſſiſſe-
ment des liqueurs , ſur l'engorgement des vaiſſeaux , & mille autres
aſſertions fondées ſur la Phiſique bonne ou mauvaiſe du corps humain.

Mais la ſuppoſition ſur laquelle roule ce qu'on vient de lire au ſujet de
l'empire d'une médecine exceſſive ſur
l'eſprit trop puſillanime de quelques
malades, eſt entièrement impoſſible &
démentie par les expériences journalières ; les médecins attentifs ſur ce
point ſe rebutent bientôt d'endoctriner
ceux qui ſe portent bien , & qui ſont
aſſez ignorans ou aſſez mal aviſés
pour ne pas ſavoir ce qu'il leur convient de faire pour conſerver leur ſanté.

Les hommes raiſonnables ne s'aſſu-
jettiſſent aux régles de la médecine
que lorſqu'ils ſont malades ; s'ils ſe

portent bien ils parlent pour s'amufer,
& tout au plus pour briller ou pour
juger la befogne des médecins ; & c'eft
bien affez affurément : c'eft bien affez
que des gens faits pour toute autre
chofe que la médecine, s'affujettiffent
à fe remplir la tête de quelques mots
vagues d'inflammation, de gangreine,
d'épaiffiffement , & qu'ils s'abaiffent
jufqu'à juger & prétendre analifer la
befogne des médecins. Ils devroient au
moins faire grace de leur doctrine à
ceux qui ne favent pas les régles fondées fur ces théories méchaniques.

En un mot, un médecin ne prendra
jamais fur lui de fuivre jour par jour,
heure par heure, quelqu'un qui n'a
point eu la petite vérole, pour le mettre dans le cas de n'avoir point à la
craindre. Paffons au deuxième parti
qu'il doit néceffairement prendre comme je l'ai dit ci-deffus.

Il doit fe tourner du côté de l'Inoculation, & en voici les preuves. Il
conferve par là le dégré d'autorité convenable fur fon malade ; il le met à
l'abri de toute furprife de la part de
la petite vérole, qui lorfqu'elle tom-

bera sur un corps bien difposé ne peut
lui nuire; il a foin de choifir le tems,
le jour, la faifon la plus convenable,
fi tant eft que fes foins entrent pour
quelque chofe dans fon plan.

Il prépare le corps comme il lui
plait; il met le fang dans le dégré de
confiftance qu'il lui defire; il met les
vaiffeaux dans un degré de plénitude
convenable; il fe rend maître des premières voyes, qu'il a le tems de bien
difpofer par les remédes généraux. Quels
avantages un médecin méchanicien ne
trouve t'il pas dans l'Inoculation!

Ils font d'autant plus évidens ces
avantages, qu'ils retombent fur le médecin, en affurant auffi le bien des malades, le médecin eft entièrement à fon
aife, & fuit fans s'arrêter la route que
lui prefcrit fon fyftême; il agit, il décide, il dirige, il ordonne ce qui entre dans le plan de fa médecine active & officieufe; il veille & pourvoit
à ce qu'il n'arrive point d'accidens.

Il eft ce qu'il doit être, fuivant fes
vœux, acteur principal, conducteur
& maître; car les malades doivent fe
laiffer conduire fans murmurer, fuivant

les vœux de quelques Dogmatiques
qu'on nommeroit presque des tirans :
tel étoit , par exemple , Galien qui
n'entendoit pas raillerie sur la confiance qu'il exigeoit , il prétendoit être le
maître de ses malades, qu'il traitoit comme ses esclaves.

Celui qui se livre à un médecin
aussi déterminé , ne peut lui-même
qu'être fort aise d'avoir recours à l'Inoculation , lorsque son Docteur la lui
ordonne : cette ordonnance n'étant en
effet fondée que sur l'évidence palpa-
ble de la théorie , elle doit enchanter
un malade qui l'exécute. Il se voit
bien purgé , bien lavé , bien rafraichi,
bien saigné, il voit son sang fluide ,
doux & purifié de tout ce qu'il pouvoit y avoir de grossier ; quelle confiance réciproque ne doit-il pas en ré-
sulter.

Au lieu qu'un malade surpris par la
petite vérole sans y être préparé , ne
peut qu'être fort affligé, d'autant plus que
son médecin laisse en pareils cas échapper
des regrets sur ce qu'il n'a pas été ap-
pellé assez tôt, & sur ce qu'il y a eu
un ou deux jours de perdus.

En un mot, les médecins méchaniciens, ainsi que les malades qui ont
mis leur confiance en leurs lumières,
doivent courir après l'Inoculation, la
prôner, l'éprouver & la protéger contre tout ce qu'on pourroit lui opposer; ou bien il faut que ces médecins
renoncent à leurs principes, & les
malades à leurs croïance, & alors il
faudroit que les uns & les autres de-
meuraffent muets au sujet de ceux qui
peuvent ne pas penser comme eux.
Je ne voulois pas tant prouver, &
je modérerai cette conclusion.

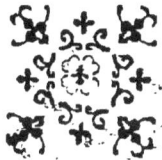

§ VII.

*Objections fondées sur la securité des Dogmatiques assurés de leurs principes: propos hazardés par Silva au sujet de la petite vérole: danger des principes qui dictent de pareils propos: les médecins craignent la petite vérole: quelle doit être la façon de penser des Dogmatiques aussi sages & aussi experimentés que V***

ON pourroit dire que les principes des méchaniciens , & ceux des autres dogmatiques apportent une si grande clarté dans la médecine , & donnent tant de sécurité aux médécins qui les ont adoptés , qu'ils doivent en conséquenee se mettre peu en peine de l'Inoculation ; ils ne peuvent ni ne doivent rien craindre de la petite vé-

rcle naturelle en fuivant leurs opinions :
ils font affurés de vaincre cette maladie
en évacuant, en adouciffant, & en
relachant ou échauffant à propos. Semblables à des militaires placés dans
une embufcade, fi bien armés, fi bien
poftés, & tellement au-deffus de leurs
ennemis, qu'ils les attendent de pied
ferme, bien affurés de les arrêter dès
qu'ils voudront faire un pas, & ne
daignant pas même aller à eux pour
les prévenir.

Je connois le courage qu'infpire dans
le traitement des maladies la médecine
active, dogmatique & méchanique ; je
fais que c'eft dans l'ordre des médecins qui la profeffent, que font nés
ces fortes d'apofthegmes fi confolans
pour les malades, nous maîtrifons la nature, nous la remettons dans la voye.
J'ai quelque connoiffance des loix
que ces médecins ont impofées aux
remedes qui doivent remplir leur objet
lorfqu'on les applique d'après des
indications bien fondées.

Je n'ignore point que fuivant eux
les faignées doivent néceffairement de-
river le fang d'une partie à l'autre,

ou l'attirer d'un lieu en un autre ; d'où il suit invinciblement qu'une maladie bien connue & traitée suivant les bonnes regles doit toujours gué- rir.

Il en est à peu près comme d'une Ville qui, suivant les loix de la guer- re, doit être prise dès qu'elle est as- siégée, je n'ignore pas que cette com- paraison des militaires qui assiégent une place & qui doivent toujours la prendre aujourd'hui, lorsque l'artillerie est bien servie, & que le reste va bien à proportion, a été déjà faite plusieurs fois

Il passe pour certain que nos remé- des, notre émétique, notre quinquina, nos saignées, nos vésicatoires nous donnent sur les anciens médecins le même avantage que les armes à feu donnent aux militaires pour les siéges des places : nous avons changé la mé- decine comme on a changé la guerre.

Je sais enfin qu'on répéte journelle- ment à Paris avec une sorte d'enthou- siasme, qu'un médecin du commence- ment de ce siécle ,, s'étoit vanté plusieurs ,, fois qu'il assujettiroit la petite vé-

„ role à fes loix, ou bien qu'il l'ac-
„ coutumeroit à la faignée".

Cet homme plein d'ardeur ou qui
avoit toujours la meilleure contenance
poffible, Silva n'a pas été le feul à
mettre en avant des fentimens décidés,
qu'il favoit faire paffer à la faveur de
quelque bon mot, moyennant lequel
le public fe feroit même livré à des
expériences; d'autres non moins affurés de leurs principes que lui ont ofé
fe flatter de porter la petite vérole aux
entrailles par le moyen des purgatifs,
fans que leur imagination préoccupée
leur laiffa appercevoir aucun danger
pour les malades. Il y a des médecins
qui fe vantent de ne pas perdre
une petite vérole lorfqu'ils la traitent
bien à leur aife.

C'eft ainfi, qu'en fuivant leurs principes, ils ont fouvent effayé d'étein-
dre la fièvre à force de faignées, il y
en a même qui n'ont pas eu la patience d'attendre trois ou quatre jours
pour laiffer ufer la rougeole; ils ont
prétendu la vaincre, l'étouffer, la faire difparoître par de fréquentes faignées; Il y en a eu enfin qui ont

porté leurs projets jufqu'a vouloir détruire & fupprimer le venin de la
petite verole, ou le rendre impuiffant
fur le fujet qui le porte, à force de
faignées, de lavages, de purgatifs &
de fondans.

Je conviens de tous ces faits, qui
mettent dans le plus grand jour les
principes des médecins dogmatiques,
leurs prétentions, leurs projets, & ce
qui en eft la fuite ; ce dont ils font ca-
pables, ce qu'ils entreprendroient s'ils
n'étoient pas barés par les idées d'autres médecins moins fûrs de leurs faits
ou moins entreprenans. Mais je fais
que le public a toujours peur de la
pétite vérole, que le peuple même
en feroit effrayé, s'il avoit le tems de
calculer & de fe livrer à un fyftême
fuivi de réflexions fur tous ces objets.

Cette frayeur du public femble être
un aveu fourd des doutes qu'il a fur
les principes des médecins. Il eft frapé
d'un côté de la lucidité de la théorie,
mais il voit mourir de la petite vérole : il voit que cette maladie laiffe
après elle des fuites funeftes ; lors même qu'elle tourne le mieux, elle eft

fuivie de mille defagrémens, de craintes
& de dangers : elle vient la plûpart du
tems très-mal à propos, & fouvent
fans qu'on fache qu'on a à faire à
elle.

Ce même public paroît frapé &
dans une forte d'admiration au fujet
des avantages de l'Inoculation : on la
prévoit, on s'y attend, on s'y détermine à fon aife, & lorfque cela convient,
lorfque les affaires courantes le permettent; on prépare, on choifit les fujets,
la faifon, le lieu; enfin les principes
de la médecine dogmatique parlent
très-avantageufement en faveur de cette
méthode; il ne s'agit que de bien
purger, de bien laver, de faigner à
propos, de faire une diéte convenable, de réformer pendant quelques jours
la manière ordinaire de vivre pour
avoir la petite vérole fans aucun rifque.

Je fais auffi que la plûpart des
médecins craignent la petite vérole :
ils la regardent comme une maladie
difficile à affujettir aux régles & fur
laquelle il y a toujours à craindre,
lorfqu'elle eft confidérable ou con-

fluante ; furtout dans les perfonnes d'un certain âge , & qui ont mené la vie qu'on mene dans les villes.

Il eſt vrai que les Praticiens des Provinces & des campagnes font en général moins allarmés de la petite vérole qui paroît plus traitable pour le peuple & pour les habitans de la campagne : mais confultez fur cet objet les médecins des grandes villes , ceux qui voyent les grands ou leurs imitateurs , ceux qui pourroient compter plufieurs familles éteintes dans Paris , où l'on craint tant la petite vérole , où tout le monde tremble au feul nom de cette maladie , & où il faut néceſſairement trouver un moyen propre à remettre les efprits effrayés.

Quant aux grands avantages de la médecine moderne fur l'ancienne , au moyen de l'émétique & d'autres remédes chimiques qui paroiſſent avoir quelque choſe d'admirable , il femble qu'il n'eſt pas bien décidé encore fi cette brillante manière de la médecine moderne n'eſt autre chofe que du bruit & de pompeufes paroles dont le public qui ignore l'histoire de la médecine veut bien se payer.

Les anciens médecins savoient tout comme nous secouer rudement leurs malades ; nos grandes évacuations par l'émétique & par les saignées courageusement réitérées n'ont pas encore achevé d'assujettir les esprits; ils sont, si l'on veut, dans l'admiration lorsqu'il ne s'agit que de raisonner & de théoriser sur les maladies, leurs causes & leurs phénomènes, mais ils se livrent à des réflexions moins consolantes en ramassant l'histoire des morts & des guérisons.

Je sais que tandis que ce moderne Docteur de Paris y vantoit ses cures, & faisoit toucher au doigt & à l'œil les prétendues régles de son art, en donnant des loix à la saignée, de même qu'aux maladies, & surtout à la petite vérole ; je sais, dis-je, qu'il s'étoit égaré au-delà des bornes : il avançoit beaucoup plus qu'il ne pouvoit prouver.

Ses loix sur la saignée & sur le

G

bon effet que celle du pied devoit faire dans la petite vérole, en dégageant la tête font si peu fondées, que si elles étoient vraies, il s'enfuivroit que les Efpanols qui ont acoutumé de faire faigner du pied leurs femmes, immédiatement après l'acouchement, devroient les tuer : ils attireroient à coup fûr un engorgement dans la matrice.

Je pourrois encore appeller à mon fecours les praticiens des provinces entières dans le Royaume qui font faigner du pied les femmes lorfqu'elles font dans l'âge de perdre leurs regles ; mais toutes ces prétendues loix d'Hidrolique, auxquelles on a voulu affujettir la marche du fang, ont trouvé de trop grands adverfaires pour qu'elles ofent plus fe montrer en public. Le tems qui vit naître l'ouvrage de Silva fur la faignée, vit naître auffi de fages & de favantes réflexions contre cet ouvrage.

Le projet de faire avorter la petite vérole a été formé : on a dû faire quelques épreuves à ce fujet, en fuivant les principes des Dogmatiques ; mais ces essais ne seront qu'i-maginaires & dénués de tout fonde-ment, si l'Empirisme ne vient pas au secours du raisonnement : ce sont là, pour ainsi dire, les pointes & la cime de la médecine rationelle & théori-que : peu de gens ont osé prétendre de monter si haut.

Il faut espérer qu'on ne fera jamais obligé d'invoquer la justice des Ma-gistrats pour juger ceux qui s'avisé-roient de faire de pareilles épreuves, bien différentes de celles de l'Inocu-lation où l'on ne fait que suivre & imiter exactement la nature.

Mais l'enthousiasme sur la théorie pourroit encore mener plus loin ; il seroit dans l'ordre, suivant la secte dogmatique, de faire des efforts pour arrêter le progrès de l'âge, pour en-tretenir une femme dans un état de jeunesse perpétuelle : je n'oserois cer-tainement point me hazarder à répon-dre à tous les corollaires ou à la liaison de tous les théorèmes des mé-decins méchaniciens.

Je ne saurois que dire à quelqu'un d'entre eux qui prétendroit que, posé

la vérité de ces principes, on peut &
on doit nécessairement parvenir au
point de pouvoir étouffer la petite
vérole, & qu'on doit aussi faire toute
forte d'essais à cet égard. J'aimerois
mieux nier de pareils principes, &
beaucoup de personnes penseront sans
doute comme moi.

Je me contente donc de dire sur
cet article, que c'est aux partisans de la
médecine méchanique à lui prescrire
des bornes raisonnables, & à faire voir
s'il n'est pas vrai que des principes
qui peuvent conduire à des essais té-
méraires & dangereux ne sont point
par cela même, très-sujets à caution,
dans les cas où on les met en usage;
ces cas en effet se trouvent dans la chaine des conséquences à tirer de ces principes, tout comme le projet de faire
avorter la petite vérole, d'entretenir
une femme dans un état de jeunesse
perpétuelle, d'arrêter les progrès de
l'âge, & autres idées qu'il faut encore
une fois, bien distinguer des essais sur
l'inoculation, où l'on ne fait que faciliter la marche que la nature s'est pres-
crite au sujet de la petite vérole.

Revenons aux fages & raifonnables partifans de la médecine méchanique : ils conviendront aifément que les préparations qui précédent l'Inoculation de la petite vérole ne peuvent manquer d'affurer le fuccès de cette opération. La petite vérole inoculée doit par conféquent être beaucoup moins à craindre qu'une petite vérole naturelle quelque benigne qu'elle foit ; quand même on auroit eu le tems de faire dans les premiers tems de cette maladie quelques remédes généraux ou préparatoires.

Ces médecins ne peuvent donc deffendre, interdire, condamner l'Inoculation fans renoncer à leurs principes : ils doivent au contraire par une conféquence invinciblement liée à ces mêmes principes, finon conleiller & ordonner, au moins tolérer l'Inoculation : c'eft à cette conclufion modérée que j'ai penfé que conduifoient les principes des plus fages médecins méchaniciens & autres dogmatiques.

Il me femble qu'Afclépiade même & Paracelfe, que je regarde comme les deux plus aheurtés théoriciens qui ayent exifté, auroient, après avoir tout bien pefé, dû devenir les protecteurs de l'Inoculation. Boerhave qui la connut à peine, n'en étoit pas éloigné : je crois que Chirac auroit donné dans la même tolérance, à moins que les efpérances qu'il avoit fondées fur fa théorie & qui furent certainement exceffives, ne l'euffent fait héfiter.

Nous n'avons pas à craindre un excès pareil des partifans même de Chirac qui exercent aujourd'hui la médecine avec honneur ; ils ont moderé de beaucoup les prétentions de la médecine méchanique.

J'ai oui dire que V*** qui eft de tous nos praticiens celui qui a le plus vû de petites véroles parmi les grands, s'eft expliqué fur le goût qu'il auroit pour l'Inoculation. J'aurois peut-être pû nommer ce médecin célébre parmi les partifans decidés de cette opération ; mais je n'ai voulu parler que de ceux qui l'ont éprouvée par eux-mêmes. Je pourrois encore en indiquer plufieurs dont les opinions feroient très-refpectables, quand même elles ne feroient pas d'un auffi grand poids que celles de V***.

CHAPITRE TROISIEME.

Les médecins qui prennent la nature pour guide; les obfervateurs ou les expectateurs.

§ I.

Les médecins naturiftes ou imitateurs
de la nature ne remontent point
jufqu'aux premières caufes : ce
qu'ils croyent de la nature : leur
doctrine des jours, & des crifes :
ils renverfent les axiomes des
dogmatiques.

PEu curieux de remonter à la connoiffance des premières caufes qui
font la vie, la fanté & les maladies,
les médecins qui ont pris la nature pour
guide, fe contentent d'une hiftoire exacte de chaque maladie : ils en fuivent &
obfervent la marche fans prétendre la

G 4

déranger lorsqu'elle parcourt ses périodes & ses dégrés avec précision ;
ils se contentent d'essayer de la ramener à sa marche naturelle, lorsqu'elle
paroît s'en écarter.

C'est ainsi que pour toute Phisiologie ils
s'en tiennent à l'histoire de la vie & de
ses phénomènes, à celle des tempéramens & des révolutions propres aux
divers âges & aux deux sexes ; sans
remonter jusqu'aux principes élémentaires des corps, sans essayer de pénétrer leur structure intime, sans comparer
les loix que le corps humain suit dans
ses fonctions, aux loix générales du
mouvement ou à celles des machines particulières connues des Phisiciens.

Cette médecine a pour principe
fondamental une vérité de fait bien consolante pour la plûpart des malades,
& qui est aussi fort utile aux médecins ;
c'est qu'il est incontestable que sur dix
maladies, il y en a les deux tiers au
moins qui guérissent d'elles mêmes, &
rentrent par leurs progrès naturels dans
la classe des simples incommodités, qui
s'usent & se dissipent par les mouvemens de la vie.

Il suit de cette vérité de fait que le corps humain qui se conserve par lui-même, ou qui tourne à son profit les alimens & la boisson, l'air & les autres causes générales, a par lui-même un dégré particulier de forces au moyen desquelles il parvient à se deffaire des maladies ; ces forces forment ce qu'on appelle la nature, dont on a donné bien des définitions.

Elles aboutissent toutes à la faire regarder comme un principe particulier qui veille sans cesse à la conservation du corps, & qui supposé que sa vigilance ait été trompée par les causes des maladies, se ranime lorsque ces causes sont à un certain dégré & les combat avec plus ou moins de succès.

C'est de la médecine considérée sous ce point de vue qu'on peut à bon droit faire le parallèle avec l'astronomie. Quelles que soyent en effet les causes qui font mouvoir les astres, soit qu'il faille en croire les Phisiciens qui font tout dépendre de l'impulsion & des déterminations d'un premier mobile corporel, soit qu'il faille s'en raporter à ceux qui supposent une loi particu-

lière différente des effets de l'impulsion
de la matière, un Astronome observe,
calcule & suit exactement la marche des
mouvemens des astres, prédit & fixe
le tems des éclipses & tant d'autres
grands phénomènes.

De même un médecin observateur
ne s'attache uniquement qu'à suivre &
à prévoir les diverses phazes d'une
maladie : il se borne à en fixer la ter-
minaison heureuse ou malheureuse; fort
peu touché de tout ce que la Phisique
rafinée du corps humain apprend, ou
prétend apprendre, de la disposition
des humeurs, de celle des petits vais-
feaux, des diverses modifications du
chile; du sang & des parties qui les
contiennent.

Telle fut autre-fois une des parties
les plus importantes de la médecine
d'Hippocrate & celle des anciens obfervateurs dont il suivit les traces :
principalement bornés à la peinture des
phénomènes de la santé, des maladies
& de leurs divers dégrés; ces observateurs fidèles firent autant de tableaux
d'après nature en décrivant les divers
états de santé & les phénomènes des ma-

ladies : d'où naquirent ensuite la fameuse
doctrine des jours heureux ou malheureux, critiques ou non critiques ;
de même que les dogmes des évacuations finales ou des crifes & des coc-
tions.

Cette manière de peindre & de
fuivre les maladies donna encore naiffance à des vérités immuables pour lefquelles les différens âges ont eu plus
ou moins de refpect, & que n'ont pû
détruire de fameux détracteurs de cette
doctrine qui l'ont attaquée à plufieurs
réprifes d'après le fameux Afclépiade,
d'après Paracelfe & Vanhelmont, &
d'après quelques modernes, principalement ceux qui ont été attachés fans
réferve à la médecine méchanique.

Il n'étoit pas poffible de cultiver
cette médecine naturelle, contemplative
ou s'il eft permis de s'exprimer ainfi
afcétique, fans laiffer marcher les maladies d'elles-même, fans craindre de
les déranger par des remédes ; auffi
les médecins de cette fecte n'eurent-
ils de tout tems rien tant à cœur que
de ne pas déranger la nature dans fes
opérations ; elle donne ou dirige les

maladies; elle excite divers accidens pour se defaire de la cause principale, pour opérer la coction, pour déterminer les crises ou les évacuations : voilà les principaux axiomes des expectateurs.

C'étoient comme on voit des gens sages, mais sévères, peu entreprenans, trop peu frapés peut-être de la douleur des maladies : ils étoient peut-être trop difficiles à se laisser toucher assez pour essayer des remédes autres que ceux que la nature demande elle-même par l'instinct des malades; or cet instinct qui n'est pour ainsi dire que l'expression de la nature doit, dans la secte dont il est question, être souvent respecté & consulté le plus qu'il est possible.

Asclépiade appelloit cette médecine d'expectation, méditation sur la mort, ce qui a été souvent répété & l'est tous les jours sans que les médecins expectateurs s'en fachent; ils ne croyent pas devoir renoncer à leurs principes pour un bon mot qui ne remue que les têtes légères & frivoles : ils pourroient assurément rendre la pareille aux médecins qui ne pensent pas comme eux &

qui prétendroient fémer des doutes
fur leur doctrine immuable, comme
les loix fur lefquelle eft établie.

Ils diroient, qu'il vaut mieux médi-
ter fur la mort des malades attaqués
d'une maladie mortelle que rendre
mortelle une maladie qui fe feroit
guérie d'elle-même, fi on n'avoit
eu la fureur de la harceler par des
manœuvres inconfidérées & par l'application hazardée de cent remédes
effayés fur des indications imaginaires,
& adoptés fur de vains & pueriles té-
moignages.

Mais il demeure toujours certain
que cette méthode d'expectation a
quelque chofe de froid ou d'auftère
dont la vivacité des malades & des af-
fiftans doitipeu s'accommoder. Auffi les
expectateurs ont-ils toujours fait le petit nombre parmi les médecins, furtout chez les peuples naturellement
vifs, impatiens & craintifs : ils en conviennent & s'en glorifient même ; ils
aiment à être les médecins des gens
qui penfent : ceux de cette partie de
l'humanité diftinguée par fa fermété,
fa patience, fon fens droit ; bien loin

de chercher à tiraniser le monde par une prétendue doctrine cachée, obscure, sublime.

Aussi ne font-ils pas façon d'avouer qu'ils ne sont pas les médecins des maladies mortelles, qu'ils ne traitent point ces sortes de maladies qui ne sont pas du ressort de l'art ; il est vrai qu'un médecin de quelque secte qu'il soit & quelque système qu'il suive est souvent obligé d'en venir à faire de pareils aveux: il n'y a de différence entre un observateur & un autre, par exemple, un empirique ou méchanicien, qu'en ce que ceux-ci ne prononcent jamais qu'ils sont inutiles auprès d'un malade qu'après avoir essayé de beaucoup de remédes : ces efforts prouvent sans doute beaucoup de bonne volonté & un vif desir de guérir ces malades, mais ils mettent souvent les lumières des médecins en défaut & les malades à la torture.

Un médecin disoit „ qu'il avoit „ coutume de guérir toutes les ma-„ ladies hors la dernière". Ses partisans se payoient de cette sorte de for-

mulé qui disoit beaucoup affurément.
Ce médecin pouvoit être mis dans
la claffe des naturiftes que le public
traite de pareffeux & de gens de
peu de reffource, comme s'il y avoit
de la pareffe & du manque de reffources à convenir qu'il n'y a rien
à faire dans une maladie mortelle ,
& comme s'il valoit mieux tomber
dans les écarts inconfidérés de ceux
qui trompent les fpectateurs par un
étalage inutile d'ordonnances , & qui
ne ceffent d'importuner les malades
par l'emploi de mille drogues plus
amères fouvent que les fimptomes de
la maladie.

Les axiomes les plus facrés parmi d'autres médecins, furtout parmi
les méchaniciens croulent entièrement
devant les médecins expectateurs :
c'eft une fuite néceffaire du fyftême de
ces derniers: ils ne croyent point que
les remédes feuls guériffent les maladies, & les méchaniciens ne croyent
rien tant que cette vertu & cette
action victorieufe des remédes.

Ceux-ci toujours preffés d'agir &
l'aller au devant de tous les accidens,

ne ceffent de s'efforcer de gagner les devans à une maladie, & de l'arrêter dès fes premiers accès & dans fon commencement; les obfervateurs au contraire attendent patiemment que les accès s'ufent les uns par les autres, & qu'il en arrive enfin un décifif & victorieux qui décide la guéri-fon.

Les méchaniciens ne fe rebutent jamais & ne fe tiennent jamais pour vaincus par le mal; s'ils ne peuvent pas le combattre par des remédes connus & éprouvés, ils invoquent les fecours des remédes douteux, qu'ils ai-ment mieux employer, quoique dou-teux, que de n'en employer aucun. Les expectateurs aiment mieux ne faire aucun reméde que d'en faire de dou-teux.

Ils comptent plus fur les reffources de la nature que fur celles de l'art, furtout livré aux égaremens de l'ima-gination: & ils ne l'aident ou ne la redreffent jamais qu'à de très-bonnes enfeignes, c'eft-à-dire, lorfqu'il leur eft évidemment prouvé que le reméde eft dans le cas de produire un effet qui ne soit pas contraire aux intentions de la nature, ou du moins lorsqu'il y a beaucoup plus de probabilité à atténdre un bon effet d'un reméde, que des efforts de la nature livrée à elle-même.

§ I I.

Les naturistes ou observateurs em—
ployent peu de rémédes : ils
croyent que les rémedes peuvent
nuire : Stahl naturiste décidé :
ces médecins excellent dans la
peinture des maladies : Ils don-
nent le plus de liberté qu'il eft
poffible aux malades : exemple
de la fécurité de Chirac.

L Ufage, l'application, le nombre & les efpèces de remédes, durent néceffairement être renfermés dans d'é-troites bornes chez les médecins de cette fecte : auffi l'abondance des drogues clafsées dans les dispensaires , & qui remplit quelques têtes comme des cabinets d'histoire naturelle , fut elle regardée par les naturistes , comme une ressource uniquement propre à séduire à nourrir la superstitieuse croyance des peuples.

Aussi ne furent-ils jamais jaloux de ces éloges pompeux & magnifiques, si chers surtout à ceux de la secte empirique. Ce médecin manie bien la drogue ; il formule à merveilles ; il porte avec lui un dictionnaire complet de recettes ordinaires & extraordinaires.

Stahl fut si convaincu de l'inutilité des drogues & de la puissance de la nature pour vaincre les maladies qu'il parvint dans sa vieillesse au point de n'ordonner pour toute sorte d'incommodités & de maladies que quelques grains de sel marin : Stahl fut cependant un grand & beau génie, & sa tête etoit meublée d'un nombre infini de connoissances ; mais il s'étoit entièrement voué à faire main basse sur toutes les inutilités & sur les erreurs populaires dont on avoit infecté l'art dans des tems d'ignorance : il trouvoit que Vanhelmont avoit encore laissé bien des pompons à la médecine.

Vous trouveriés en suivant les médecins, & en écoutant surtout les plus vieux d'entre eux, beaucoup de partisans de Stahl ou de la méthode qu'il avoit adopté; Pline rapporte que les Romains entraînés par l'empire que quelques médecins avoient pris sur les malades, virent avec surprise des vieillards, sages & sensés d'ailleurs, suivre le torrent de la mode, & aller grélotter dans des bains froids qui venoient de prendre faveur. On connoît la réflexion de cette Empereur Romain qui, pour prouver à quel point de misère la maladie l'avoit réduit, faisoit l'énumération des drogues & autres secours de la médecine de son siécle, dont on l'avoit accablé.

Il y avoit sans doute à Rome des médecins qui pensoient à cet égard comme Pline & comme l'Empereur. Il y en aura toujours qui gémiront de voir les hommes livrés à une sorte d'idolatrie au sujet du nombre & de la variété des remédes.

,, Pressés-vous de faire usage d'un

„ reméde qui fait des miracles de-
„ puis peu : il ne sera bientôt bon à
rien ". Ainsi parloit Dumoulin après
une longue pratique. Ce trait méritoit
sans doute d'avoir place dans l'éloge
qu'on a fait de ce médecin ; & il a
été repeté en d'autres termes par des
medécins observateurs que je place ici
au nombre des vieux, je dis vieux &
expérimentés : il est en effet bien plus
ordinaire de trouver des amateurs des
remédes parmi les jeunes médecins
qui n'ont d'autre science que celles des
écoles , où l'on a souvent dit qu'on
guérissoit toute sorte de maladies.

Je conviens pourtant qu'il y a des
médecins qui sont en cela jeunes ,mê-
me après un demi siécle d'expérience :
il y a de même des jeunes gens amateurs de la nature ennemis des drogues,
pénétrés de douleur en voyant l'abus
que le public fait quelque fois de
certains remédes.

Les observateurs jeunes & vieux sont
surtout sensiblement touchés de ce qu'il
paroît que les petits soins , les secours
superflus, la quantité de médicamens,
de boissons , de médecines , & tant

d'autres choses dont on abuse, ne tendent pas à moins qu'à affoiblir l'espèce humaine : on n'auroit pas ce malheur à craindre des principes des médecins expectateurs & plus partisans de la nature que des drogues.

Si ces médecins ont été sobres au sujet des remédes, jusqu'à ne pas craindre d'afficher une disette presque totale à cet égard : s'ils ont paru être persuadés que c'est à la justice à décider, s'il est permis de faire des essais de rémedes qu'ils n'ont osé prendre sur eux, ils ont excellé dans la science des signes & de la liaison des accidens des maladies.

C'est dans leurs ouvrages seulement qu'il faut chercher l'histoire exacte & suivie des phénomènes ou des changemens que produisent les maladies sur la langue, les yeux, la position du corps, les changemens du pouls, & les diverses évacuations : ils ont patiemment observé & soigneusement ramasé tous ces signes que les médecins théoriciens ont ensuite adopté ou nié suivant qu'ils pouvoient ou ne pouvoient pas les expliquer, à la manière des Phisiciens surtout des partisans de Descartes.

Ce grand homme avoit changé la médecine, comme il changea la Phisique : il occasionna dans la médecine, une révolution semblable à celle qu'avoient produit Aristote, Pythagore & les autres Philosophes parmi les Grecs. Ainsi dès qu'un médecin s'évertue, parmi nous, à expliquer tous les phénomènes & à les ramener aux loix générales des mouvemens du sang, de la circulation ou autrement, il y a à présumer qu'il est de la classe de ceux qui ont suivi Descartes.

Or disoit Sydenham partisan en plusieurs points du système de l'expectation , qui auroit voulu d'un homme comme Descartes pour son médecin ; Eh ! qui voudroit pour médecin, diront à jamais les naturistes, d'un homme qui ne cesseroit de tout expliquer ! qui à l'exemple de plusieurs Professeurs dont la doctrine est oubliée , commenceroit ses traités de médecine par de longs discours sur les élemens & sur l'énumération des parties du corps humain, qui disserteroit longuement

pour favoir fi les cheveux & les on-
gles font des parties , fi Adam eut la
médecine infufe, fi le fang eft compofé de globules faits chacun de trente
fix autres globules !

Un autre caractère diftinctif des
médecins obfervateurs des loix de la
nature, fe prend de la douceur avec
laquelle ces médecins fe prettent le
plus qu'il eft poffible à l'apetit , au goût,
au tempérament, aux habitudes des
malades : cette médecine paroît de ce
côté bien attrayante. En effet, indépen-
demment du petit nombre des remédes qu'il faut faire en fuivant fes loix,
on eft affuré d'éluder les régles exceffives de la diéte qui a tant fait de martirs.

Dès qu'un malade demande à manger dans le cours d'une maladie, un
médecin naturifte ne lui en réfufe
point, lorfqu'il peut découvrir que c'eft
l'inftinct qui parle & non point la
gourmandife ou quelque faux fyftême.
Ainfi Hippocrate s'appliquoit à épaiffir de tems en tems fa crême d'orge
dont il nourriffoit fes malades ; ainfi
les nations entières ne refufent point aux

malades même dans le fort des maladies, des œufs, du potage, de la viande, du vin; aulieu que la fecte des médecins dogmatiques a produit des efpèces de tirans fur la diéte.

Il n'eft pas néceffaire pour donner la preuve de ce fait de rappeller ces médecins de l'antiquité qui tenoient leurs malades pendant quatre jours à la privation entière de tout aliment & de toute boiffon, & qui, fuivant Hippocrate, les deffêchoient comme des harangs; notre médecine nous fournit des faits frappans en ce genre.

Chirac voyoit un malade avec trois de fes confrères, dont il fe regardoit comme le fouverain; (car Chirac de même que Theffalus médecin Romain, aimoit le titre de vainqueur des médecins) ce malade depuis vingt huit jours & d'avantage étoit à l'eau de poulet & aux apozémes pour toute nourriture; il eut faim, il héfita longtems avant d'ofer le dire; enfin preffé par le befoin il en fit part à celui de fes médecins qui étoit le plus éloigné

gné de la manière auftère & terrible
de Chirac.

Celui-ci informé de la demande du
malade, & voyant que fes confrères
fe relachoient jufqu'à permettre, l'un
un peu de créme de ris, l'autre deux
cueillerées de pótage, le troifième un
jaune d'œuf, prononçá, après mûre
délibération, que le malade prendroit
un bouillon dans lequel on auroit fait
infufer deux pincées de cerfeuil. Ce fait
n'eft point douteux ; il prouve l'exiftence
des martirs de la diéte.

Mais ce trait, appuye auffi, de même
que tant d'autres de la même efpèce,
l'idée d'un commerce de menteries dès
longtems établi, fi l'on en croit, je ne
fais quels fades critiques, entre les malades & les médecins : ceux-ci, dit-on,
toujours en doute fur la confiance de
leurs malades affectent de n'ordonner
qu'une bouchée de viande ou de potage
lorfqu'ils veulent que le malade double
ou triple la doze, & les malades ne
ceffent de tromper leurs médecins au
point de faire des fcènes fcandaleufes
pour l'art, auquel on attribue les excès
des artiftes. De pareils excès, de pa-

H

reilles scènes, de pareilles cachoteries qui
font la source de mille indécences n'arrivent point avec les médecins attachés
à suivre la nature.

Ils font moins rigides & plus accom-
modans que d'autres, parce qu'ils n'i-
maginent point que le rôle d'un médecin vis-à-vis de son malade soit celui
d'un despot triste & dur, vis-à-vis d'un
esclave timide : le médecin conseille, ré-
montre, essaye d'indiquer le meilleur
parti possible : c'est au malade à choisir;
il est libre & doit pouvoir user de sa
liberté , à laquelle la religion ni les
loix ne donnent point d'atteinte concernant le choix des drogues & du régime , & que la médecine ne peut par
conséquent penser à ébranler.

Aussi les petites astuces qui furent
trop d'usage, ces plates ressources qu'on
se ménageoit pour tromper les malades,
soit en leur dérobant la connoissance
des drogues qu'on leur faisoit prendre ,
soit autrement , ne font-elles plus de
mode dans un siècle éclairé ; elles
aviliroient les médecins & la médecine
en laissant d'ailleurs prendre pied à
l'esprit de cachoterie, & de mensonge

auquel les hommes foibles & par conféquent les malades n'ont que trop
de penchant.

---

§ III.

*Comment les médecins Expectateurs
eurent recours aux remédes :
paſſage de Platon : paſſage des
mémoires du Maréchal de Vielleville : la ſaignée : ſes excès:
fortune d'Izés à Paris : les régles
de la ſaignée ſuivant le ſyſtême
des Expectateurs.*

LEs médecins obſervateurs eurent
beſoin de remédes pour combatre
les accidens des maladies, ou pour
mieux dire leur guide principal, la
nature dont ils ſuivoient la marche,
leur apprit bientôt qu'il y avoit des
remédes ou des médicamens & autres
ſecours propres à rendre les maladies
plus ſupportables, moins douloureuſes,

plus simples , plus ou moins approchantes d'une simple incommodité , peut-être plus courtes.

On a loué Hippocrate d'avoir sçu faire entendre à ceux qui avoient la fièvre qu'ils devoient se coucher & se tenir tranquilles ; avec cette précaution les mouvemens de la maladie moins barés par les mouvemens volontaires se passoient beaucoup plus doucement ; les crises étoient plus complettes , les guérisons plus assurées : voilà un secours bien simple assurément , mais il est bien utile : il porte l'empreinte de ces vérités générales que les hommes avoient méconnues & dont on leur renouvelle l'usage & l'importance.

Mais quels hommes , dira t'on , étoient ces Grecs auxquels il faloit apprendre à se réposer lorsqu'ils étoient malades ? Ils avoient oublié le conseil de la nature pour essayer de vaincre la maladie , peut-être par esprit de système , ou par une suite de cette vigueur mâle qui nous fait regarder leurs actions comme des espèces de fantômes , ou comme ces phénomènes qui se perdent dans les nues , & que les uns trouvent de la plus grande beauté & les autres de la plus grande horreur.

Ils trouveroient affurément peu de partifans & peu d'imitateurs de nos jours; la timidité nous a tellement gagnés au fujet des maladies, que nous fommes tombés dans un excès oppofé à celui des Grecs qu'Hippocrate exhortoit au repos. Auffi nos chambres hermétiquement clofes, nos lits molets, nos fiéges, nos tapis, font-ils devenus un poifon plus terrible qu'on ne fauroit le croire pour nos corps, & nous ne favons, par une fuite fingulière de la pufillanimité attachée à la foibleffe de nos organes, qu'avaler des drogues fans fin, au lieu de nous guérir par l'exercice, les jeux de force, le changement d'air, la tranquillité & le repos dans un lieu fain.

La plûpart de nos maladies font factices & artificielles, ou du moins nos mœurs & des remédes fouvent attachés aux médecins, aggravent fingulièrement les fimptomes, & en font éclore une pépinière des plus bizarres.

Nos parens, nos amis, la ville entière ne cessent de nous tirannifer ; & nous devenons les victimes des usages & d'un empressement trop souvent simulé.

„ Si un maçon ou un charpentier „ tombe malade , il exige d'abord du „ médecin qu'il le guériffe ou en le „ faifant vomir , ou en le purgeant ou „ en lui faifant quelqu'opération de „ la main, que si on lui ordonne „ d'obferver un long régime de vivre, „ il vous dira d'abord qu'il n'a pas le „ loifir d'être malade si longtems.... „ Mais, dira t'on ; il n'en est pas de mê- „ me d'un homme riche ou d'un hom- „ me qui vit de ses rentes.... vous ne „ prenés pas garde... que chacun tra- „ vaille à l'emploi auquel il est appel- „ lé, ce qui ne peut être pendant „ qu'on est toujours à s'écouter , & „ qu'à force d'être attentif à sa santé, „ on se croit prefqu'incessamment ma- „ lade".

Platon que le Clerc fait parler ainsi, est trop éloigné de nous : écoutons un de nos braves militaires du seizième siécle. Mr. & Madame la Princesse de la Roche-Sur-Yon s'empreſſent de montrer leur fils au Maréchal de Vielleville ; celui-ci les avertit ,, de prendre ,, garde de plus près à la nourriture de ,, l'enfant, & qu'il lui ſembloit qu'ils ,, ne le garderoient guères pour deux ,, raiſons : la première que la nourrice ,, étoit âgée, maigre & mélancolique ; ,, l'autre, que la chambre n'étoit pas ,, aſſez aërée, étant toujours les fenê- ,, tres cloſes, qu'il faloit au contraire ,, tenir ordinairement ouvertes ; plus ,, lui donner une jeune nourrice des ,, champs & la traiter de groſſes vian- ,, des à ſa mode ruſtique ; ſurtout de ,, défendre ſa chambre à ceux qui al- ,, loient ſans ceſſe faire des ordonnances ,, tant pour l'enfant que pour la nour- ,, rice..... car en telles choſes le naturel ,, paſſe tout artifice & l'artifice cor- ,, rompt le naturel.

,, Monſieur & Madame la Princeſſe ,, ne rejetterent pas ce conſeil, s'aper- ,, cevant bien que leur enfant devoit ,, avoir quelque maladie ſecrete d'au- ,, tant qu'il crioit inceſſamment..... ils ,, trouverent ung honneſte moyen de ,, ſe défaire de la nourrice & firent

H 4

» oster de deſſus le berceau de l'enfant
» les ciels, poiſles & daix qui y étoient
» avec les rideaux & tour de lit, ſui-
» vant cette grandeur, dedans la-
» quelle il eſtoit comme étouffé, & par
» l'advis de Mr. de Vielleville lui ren-
» dirent le jour & le ſoleil à ſouhait
» & à toutes heures, avec une nourri-
» ce de l'âge de vingt deux ans &
» fort ſaine, ſi bien que l'on cogneuſt
» en moins de huit jours l'amen-
» dement de l'enfant.... & furent ſui-
» vies de poinct en poinct toutes les
» ordonnances qu'il avoit faites là-
» deſſus".

Que de reformes ce Seigneur n'auroit-
il pas trouvé à faire dans notre ſiécle!
Fernel qui vivoit de ſon tems &
qui étoit, comme lui, attaché à Henri
II n'auroit pas mieux parlé ſans doute.

Je prouverai bientôt comment tout
ce que je viens de dire au ſujet
des médecins naturiſtes doit faire in-
cliner leurs partiſans ou ceux qui
penſent comme eux, plûtôt pour la
pratique de l'Inoculation que contre
cette pratique; mais j'ai beſoin de

prendre un exemple dans la lifte des remédes adoptés par les médecins dont il eft queftion.

La faignée : les médecins hidroliques & méchaniciens en puiferent la néceffité, l'ufage & l'application dans leur propre théorie ; ils durent néceffairement prétendre fixer, modérer & diriger la quantité & le mouvement du fang dans fes vaiffeaux d'où réfulterent les régles dont il a été queftion dans le Chapitre des Médecins Dogmatiques, de même que bien d'autres théorémes de cette efpèce, fur lefquels furent appuyées des décifions qui avoient pour bafe les loix du mouvement des liqueurs dans leurs vaiffeaux.

Les médecins imitateurs de la nature durent être frappés de la néceffité & de l'utilité de la faignée d'après leurs obfervations : ils durent louer le courage de ceux qui l'avoient mife en œuvre. Ils virent que les malades livrés à eux-mêmes avoient des faignemens de nés & d'autres hémorrhagies ; il fut aifé de conclure delà que l'évacuation artificielle du fang eft quel-

quefois néceffaire pour fuppléer à une
évacuation naturelle qui peut avoir été
fufpendue , & dont les fimptomes pré-
curfeurs s'anonçoient comme dans le
cas où l'hémorrhagie naturelle étoit
furvenue.

L'obfervation alla plus loin. Premièrement l'hiftoire des hémorrhagies naturelles aux femmes, leurs périodes invariables, indiquerent que toutes les autres pertes de fang avoient auffi leur marche déterminée pour les tems & les
jours marqués dans le cours d'une
maladie. En fecond lieu, la quantité de fang que la nature a coutume
de perdre dans une maladie & qui
eft d'un fecours fuffifant, apprit que
les faignées devoient être faites avec
modération pour être de quelque profit, d'autant plus qu'on eut quelque-
fois lieu de remarquer que lorfque,
par des accidens extraordinaires, une
hémorrhagie naturelle devient très-con-
fidérable , elle eft ordinairement per-
nicieufe ; d'où il fuit néceffairement
que la grande quantité de fang répandue par les faignées ne peut être
qu'au détriment des malades.

Troifièmement enfin les médecins obfervateurs s'apperçurent bientôt que la nature excite des hémorrhagies des diverfes parties, fuivant le lieu affecté dans une maladie : ce qui dût bientôt apprendre qu'il y a du choix à faire pour les vaiffeaux dans l'ufage de la faignée. Telle fut la voye des médecins obfervateurs, & tel fut l'enchainement de leurs principes.

„ Je difois un jour à un de mes
„ amis avec lequel je m'inftruifois, que
„ le premier qui ofa faire une faignée
„ étoit un homme bien courageux,
„ pour ne rien dire davantage". Mon ami fut étonné, & je lui demandai enfuite ce qu'il penfoit de celui qui s'étant avanturé pour la première fois à faigner un malade le vit mourir, & cependant fe détermina à faigner de même un autre malade, après avoir vu mourir le premier.

Il faut toujours quelque effort confidérable pour frayer les premières routes & pour ouvrir la carrière des vérités les plus utiles, il eft peut-être néceffaire de donner dans des excès pour attraper le point jufte du vrai.

H 6

Izés fit à Paris une fortune immense, il y a quelques années, par le grand nombre de saignées qu'il faisoit journellement; & en ce même tems où l'on saignoit à toute outrance, Jussieu ne faisoit presque jamais saigner. Aujourd'hui les plus déterminés amateurs de la saignée en ordonnent trois fois moins que du tems d'Izés; & Jussieu a encore des partisans, comme il avoit eu autrefois des précurseurs.

Le plus grand nombre des praticiens semble suivre les régles des médecins observateurs; également opposés à l'excès de Jussieu & à celui des coopérateurs d'Izés, ils saignent peu, mais ils tachent de saigner à propos; ils aiment mieux prendre ce parti modéré que de heurter en aucune manière les voyes ordinaires de la nature, qui a souvent accoutumé de produire dans les maladies quelque hémorrhagie peu considérable; cette évacuation est ordinairement suivie d'un bon effet sensible, & lorsqu'il arrive par hazard une hémorrhagie fort abondante, la malade s'en trouve mal.

Mais l'observation démontre à ceux

qui la favent bien confulter, que les hémorrhagies naturelles ne font utiles qu'en ce qu'elles procurent une liberté marquée à la maladie ; elle étoit comme bridée & fufpendue avant l'hémorrhagie : elle réprend enfuite fa marche.

Les faignées naturelles ne fauroient donc, non plus que les artificielles, être regardées, pour l'ordinaire, que comme un reméde préparatoire ; elles ne font qu'un fecours propre à remettre la nature dans fa voye : elles doivent la mettre à portée de continuer la coction ou la maturation des maladies ; lui donner la liberté de préparer & d'opérer les évacuations critiques, aux tems marqués pour ces opérations ; lui laiffer les forces néceffaires pour choifir les organes deftinés à chaque efpèce de matière, pour vaincre les obftacles & pour faire des efforts victorieux.

Quelle circonfpection ne faut-il donc pas pour placer une ou plufieurs faignées dans des maladies compliquées ? Il en eft où il faut malheureufement hazarder quelque chofe : les médecins obfervateurs fidèles à leur inaction, sont en droit de se tenir toujours attachés à la nature; ce qui doit nécessairement leur faire craindre la saignée dans des cas où d'autres la croyent très-faisable.

Il faut pour placer une saignée avec connoissance de cause, choisir le lieu de la saignée; prendre le moment & le jour de la maladie propre à la faire, déterminer la quantité de sang qu'il faut tirer : tout cela n'est pas difficile à calculer d'après l'expérience dans les maladies ordinaires ; mais comment faire dans les maladies extraordinaires ? Les observateurs paroissent encore une fois fondés , suivant leurs principes, à se tenir dans l'inaction plûtôt que de risquer des manœuvres douteuses.

§ IV.

Plan des Expeƈtateurs dans les maladies. Ils n'agiſſent qu'à proportion que la nature le demande : application de ce plan à la petite vérole : ces médecins doivent eſſayer de la ſimplifier : l'Inoculation remplit cet objet.

TElles furent toujours les vues des médecins obſervateurs & telle fut leur pratique. Faciliter la maturation d'une maladie & amener les évacuations qui doivent la terminer ; la ſimplifier le plus qu'il eſt poſſible ſans prétendre en changer l'eſpèce qui eſt immuable comme les divers poiſons & comme les plantes & leurs ſemences.

Comment en effet changer, par exemple, la gale en maladie vénérienne, les écrouelles en goute, la goute en rougeole, la fièvre tierce en pleureſie, ainſi du reſte des maladies qui ſont bien caractériſées : ce ſont, pour

ainsi dire, des espèces d'êtres élémentaires indestructibles. Il y a eu des
médecins qui les ont regardés comme des essains d'insectes particuliers.

Il n'en est pas de même de ces accidens généraux qui ont coutume de se
joindre à des maladies de diverses espèces, & de les barer ou de les arrêter dans leurs progrès : tels sont la
douleur, les sueurs, les hémorrhagies,
les convulsions, les engorgemens ou
les meurtrissures des viscères, la plénitude & les diverses tournures que les
matières prennent dans les premières
voyes; l'art a plus de prise sur ces
accidens passagers & irréguliers que sur
les maladies bien caractérisées.

Voilà le plan général & les vœux
dés médeicns observateurs; c'est d'après
un pareil calcul ou une pareille suite
de principes qu'ils adopterent la saignée dans les cas où la nature l'exige :
ils adopterent de même les purgatifs
& les remédes sudorifiques dans les cas
où la nature les demande, par les signes qu'apprend la pratique.

Ces signes sont le langage ou l'expression de la nature elle même qui

montre le befoin de telle ou telle évacuation, qui la prépare, qui la commence
feule & qui demande, pour ainfi dire
du fecours; mais il ne faut le lui offrir
que lorfqu'elle en a befoin; c'eft à la
fagacité du médecin à bien diftinguer
& connoître ce befoin : il faut furtout
qu'il prenne garde de ne pas le confondre avec ce que lui dicte fa propre imagination.

Comment tout cela conduit-il à la
petite vérole, & furtout à la tolérance
de l'Inoculation de la part d'un médecin obfervateur ? Le voici. La petite vérole eft une des maladies des plus ca-
ractérifées par fa caufe, fes fimptomes
& fa marche invariable; il eft évident
qu'elle n'eft originairement due qu'à
une femence particulière.

Cette femence germe dans le corps
vivant : elle y parvient enfin à une
maturité parfaite : elle s'y reproduit &
s'y multiplie. Ce germe eft une caufe phifique qui a befoin de trouver
dans le corps fur lequel il tombe une
difpofition particulière pour y croitre
& s'y multiplier : cette difpofition
du corps vivant capable de faire ger-

mer, de nourrir & de faire meurir la
semence, est à proprement parler la cause médicinale de la petite vérole ; en
effet celle-ci ne peut exister sans cette
disposition ; & cette même disposition étant une fois perdue dans le
corps, la semence de la petite vérole
tombe en pure perte sur ce corps qui
n'est plus susceptible de l'alimenter.

Or les phénomènes excités dans le
corps pendant la germination & la
maturation de la semence qui cause
la petite vérole, font un ensemble,
une suite de changemens qui se
succédent l'un à l'autre : cet ensemble
forme à proprement parler la maladie qui a ses divers tems bien marqués ; chaque tems a sa manière d'être
qui lui est propre, ses accidens &
ses simptomes. Tout cela est si exactement suivi, si bien dessiné dans les
petites véroles bien complettes & qui
suivent leurs progrès, comme il le
faut, qu'il n'est pas possible d'en
méconnoître l'histoire ou le tableau.

Ce tableau est souvent obscurci
d'épais nuages : la marche de la petite vérole est suspendue par des ac-

cidens qui ne font point de fon effence, mais auxquels elle fe joint
malheureufement : il en refulte des
maladies compliquées qu'un médecin
obfervateur doit effayer de fimplifier
& de réduire à leur marche naturelle :
il a recours aux remédes qu'il choifit & qu'il applique à fa manière,
lorfqu'il ne croit pas la maladie au-
delà des reffources de l'art.

Peut-il y avoir quelqu'un de ces
médecins qui aime mieux conduire
la petite vérole, ainfi compliquée &
dénaturée, que de la diriger lorfqu'elle
eft dépouillée de tout ce qui n'eft pas
néceffairement de fon effence ? Non fans
doute : Il n'en eft donc aucun qui ne
doive tolérer l'Inoculation de la petite
vérole.

On leur dit que lorfqu'elle eft
inoculée, elle n'eft point accom-
pagnée des accidens qui la rendent
mortelle, opiniatre, dégoutante,
difficile, toujours mal placée, toujours plus ou moins infupportable aux
malades, laiffant fouvent dans le
corps des impreffions plus ou moins

triftes. Ne fit-on que leur annoncer un pareil fait comme poffible, ils devroient faire des vœux pour qu'on effayât d'en conftater l'exiftence : ils doivent le croire très-poffible, puif-que le plus grand nombre des pe-tites véroles naturelles confervent leurs périodes fans rifque.

Leur manière de raifonner en mé-decine les porte à regarder une ma-ladie comme des efforts de la natu-re foigneufe & toujours bien inten-tionnée : la nature lorfque le corps a été affailli par quelque femence ou quelque caufe de maladie, n'a d'au-tre moyen pour fe délivrer que de meurir cette femence, que de l'en-gluer dans une manière de fuppu-ration pour la mettre enfuite dehors : c'eft ce qui arrive, à condition que la nature ne foit pas furchargée : elle ne l'eft point dans les cas de l'Inoculation, parce qu'elle n'a que la femence de la petite vérole à meu-rir.

Des nations entières vous crient que la petite vérole inoculée mar-che & profpére à fouhait, en fuivant

fes tems , fes périodes , fes crifes
comme vous defirez que toutes les
maladies marchent. Pòurquoi regarder
un pareil avertiffement des nations d'un
œil auffi farouche que l'auftère Caton , lorfqu'il ne vouloit pas de la
médecine dogmatique à Rome parce qu'elle venoit des Grecs ?

Pourquoi imiteroit-on les excès de
cet Anglois qui ne vouloit point employer le quinquina parce qu'il étoit
apporté par des mains ennemies ?
Il n'eft pas queftion ici des médecins
qui veuillent prôner un reméde qui
leur foit particulier : médecins obfervateurs il n'y a point ici d'arcanes ,
de fecrets , de panacées : on veut
même vous fervir, on annoblit , on
éléve vos opinions : les nations fe
réuniffent pour mettre votre méthode dans le plus beau jour.

Déjà nous favons , par le peu d'é-
preuves faites fous nos yeux , que le
public eft dans la difpofition de regarder la fièvre de moins mauvais œil;
on n'eft plus dans le grand étonnement
lorfqu'on entend parler d'un malade
qui ayant la fièvre a mangé, s'eft levé ,

a bû de l'eau froïde, du vin, du lait :
les inoculés ont appris qu'ont peut avoir
la fièvre & même jusqu'au transport,
sans qu'il faille pour cela sonner le toxin,
charger le malade de remédes, s'opposer de toutes ses forces à ces accidens & s'allarmer au point de regarder comme des miracles la destruction
de ces phénomènes, qui se dissipent
d'eux-mêmes, un peu plûtôt ou un
peu plus tard.

Je ne vois rien de plus favorable
à la médecine d'expectation que toutes ces vérités qui font dues aux
premiers rayons de l'Inoculation ; le
public doit savoir un gré infini à ceux
qui viennent l'éclairer fur des faits auffi importans, qui nous dit que ces
vérités utiles n'en ameneroient point
d'autres de la même espèce ? Ainsi
l'Inoculation fait toucher au doigt,
& par des épreuves réitérées qu'on
étoit bien loin de pouvoir imaginer
même comme possibles ces vérités
favorites des observateurs : „ la fiè-
„ vre se détruit d'elle-même les soins
„ trop minutieux font superflus &

,, inutiles; la patience guérit plus de
,, maux que les remédes ".

L'Inoculation n'eut-elle fait autre chose que de produire ces heureux changemens dans les esprits, je prétends
que les médecins observateurs doivent admettre l'Inoculation, ne fut-ce,
pour ainsi dire, que par reconnoissance.

Pourquoi ne pourroit-il pas en être
de l'Inoculation de la petite vérole comme de l'art qui a appris à enter & à écus-
soner les arbres? Et pourquoi se trouve-
roit-il des gens ennemis de l'Inoculation
par une espèce de fanatisme trop appro-
chant de celui des Africains grossiers qui
ne veulent point qu'on ente les arbres?

Peut-être la semence de la petite
vérole germe t'elle plus doucement,
& tout aussi complettement, lorsqu'elle
est immédiatement appliquée dans l'intérieur du corps par une incision ou
autrement, que lorsqu'ayant longtems
volé dans l'air, elle est portée seulement sur la surface du corps, ou
dans des cavités couvertes comme
elle d'un vernis & d'une peau particulière, qui garantit pour un tems
le tissu intérieur des parties.

§ V.

La semence de la petite vérole dans la contagion ordinaire : Duret & Baillon furent du nombre des expectateurs ou naturistes. Avantages de l'Inoculation : sept raisons favorables à cette opération dans le système des naturistes.

LA semence de la petite vérole sans pénétrer l'intérieur des parties tombe seulement sur la surface du corps dans la contagion ordinaire : alors cette semence a besoin d'un travail particulier, d'une préparation sourde, d'une manière de fermentation qui la mettent au point d'exciter les premiers simptomes de la petite vérole : or ce travail suppose sans doute un amas particulier d'humeur, une révolution dans tout l'intérieur de la machine à laquel-

le

le bien des corps fuccombent.

C'eft pourquoi le dévelopement naturel du germe, & les accidens qu'il doit amener en meuriffant, font très-orageux, & peuvent être funeftes. Par l'Inoculation au contraire la femence eft immédiatement portée dans le fang & dans le tiffu des parties; elle frappe les nerfs fans avoir excité dans les humeurs une fermentation auffi laborieufe que celle qui à été néceffaire pour parvenir, fans l'Inoculation, au point de maturité ou d'activité propres à exciter les fimptomes de la petite vérole, ou bien à réveiller la nature.

Ce font autant d'avantages de l'Inoculation artificielle fur l'Inoculation naturelle, ou fi l'on veut fur le dévelopement fpontané du germe de la petite vérole que quelques-uns croyent que nous avons toujours dans le fang: dans la première fuppofition le germe inoculé agit avec aifance; aulieu que le germe porté par la contagion n'agit qu'avec difficulté & avec une lenteur qui furprend la nature.

Il en eft comme des poifons lents

I

qui minent peu à peu le corps par
ſes fondemens, aulieu que des poiſons
décidés irritent fortement la nature
qui ſe réveille avec toutes ſes forces
& qui demande du ſecours.

Dans le ſecond cas, c'eſt-à-dire, en
ſuppoſant que la petite vérole peut
ſurvenir naturellement & ſans nulle
contagion, par le dévelopement du
germe que chacun porte avec ſoi en
naiſſant, il ſemble que ce dévelopement doit être plus pénible lorſqu'il
ſe fait de lui-même, que lorſqu'il eſt
aidé par l'addition d'une ſemence de petite vérole introduite par l'Inoculation :
c'eſt ainſi qu'un peu de levain ajouté
à la pâte, la rend ſuſceptible d'une fermentation plus prompte, plus aiſée,
plus méſurée & qui exige moins de
moyens pour arriver à ſon point de
perfection.

Peut-être la playe qu'on fait par
l'Inoculation devient-elle une manière
de foyer ou de centre qui facilite le
dernier période de la petite vérole ;
je veux dire l'évacuation ou l'expulſion
du pus. En effet après les préparatifs
de la petite vérole ; après la fièvre,

les convulsions, & tous les autres accidens qui caractérisent le premier tems
de cette maladie, la nature passe au
second tems qui est celui de la coction.

Alors la semence de la petite vérole
se multiplie dans le corps & s'y mêle
avec une partie des humeurs pour être
changée en manière de pus ; parvenue
à ce terme, la maladie seroit terminée
s'il y avoit quelque couloir naturel propre à laisser passer le pus , comme
dans bien d'autres maladies.

Mais la nature manque d'un couloir
propre à ce passage, comme elle manque dans bien d'autres cas; elle est
forcée d'éparpiller le pus & la semence
de la petite vérole dans toute la surface
du corps ou dans les extrémités du
tissu molasse & muqueux des parties :
elle use de cette ressource dans d'autres
maladies comme dans les suppurations
écrouelleuses, dans les éruptions dar-
treuses, dans quelque espèce de pul-
monies & de fièvres lentes dans lesquelles l'extérieur & l'intérieur du corps se
couvrent de pustules , même très-res-
semblantes aux boutons de la petite

vérole, dans la rougeole, le véritable
scorbut, certains dépots de lait, certaines maladies vénériennes , certaines
ébullitions, la goute , &c.

L'ouverture faite par l'Inoculation
marque & assure pour le passage de
cette matière un couloir d'autant plus
commode que le germe de la petite
vérole introduit par ce couloir a laissé,
en pénétrant dans l'intérieur des parties ,
une trainée d'ouvertures qu'il a pour
ainsi dire enduites de ses qualités ; ce
qui sert dans la suite à donner à toute
la matière de suppuration un écoule-
ment aisé & presque naturel par cette
playe.

Peut-être enfin cette manière de faire
une ouverture & de pratiquer une issue
au pus de la petite vérole , est-elle de
quelque utilité même dans les petites
véroles qui viennent sans Inoculation &
qu'elle seroit plus utile encore si on
avoit soin d'enduire cette ouverture
d'une certaine quantité de pus de petite vérole déjà formé.

Elle éclaircit la théorie des cautères, &
semble devoir fournir de nouvelles vues
sur l'usage & l'application de ce secours

que le dernier fiécle avoit, pour ainfi
dire, relégué dans les livres par une fuite
de la doctrine de la circulation, & qui
a été rénouvellé de nos jours.

Toutes ces aperçues peuvent fervir à
porter quelque jour dans le plan des
médecins obfervateurs : elles font de
leur reffort, car il ne faut pas penfer
qu'ils ayent renoncé à toute théorie,
leurs obfervations les ont conduits à fe
former un plan particulier fur la nature, la conftitution & la marche des
maladies ; ils ont été fans doute moins
loin, & ils ont pris une autre route
que les médecins méchaniciens & autres dogmatiques ; mais ils ont évité
le réproche de Bacon qui fe plai-
gnoit „ de ce que les médecins lui
„ fembloient s'appéfantir fur le traite-
„ ment des maladies".

Je croirois pouvoir placer d'ans
cette claffe les anciens méthodiftes fucceffeurs d'Afclépiade, les partifans de
Stahl, & ceux qui parmi nous ont effayé
de déveloper la fenfibilité, l'action,
les mouvemens du genre nerveux, &
de fes divers centres, les rapports des
parties les unes avec les autres, l'action

de l'intérieur du corps, fur l'extérieur, celle de l'estomac fur toutes les autres parties.

Ces obfervateurs ont furtout mis en évidence l'action fingulière des entrailles dans toutes les maladies, & notament dans la petite vérole naturelle : Il naîtra peut-être quelque jour de ces principes dévelopés, comme ils peuvent l'être un fyftême complet fur la Phifique du corps humain, & fur l'harmonie, les liaifons & les rapports de fes diverfes fonctions. L'ébauche de ce fyftême eft d'éjà foumife aux lumières des médecins. Leurs réflexions en détermineront la valeur, l'ufage & l'étendue.

L'époque du rétabliffement de la méthode hipocratique ou d'obfervation dont il eft queftion dans ce Chapitre, eft fenfiblement marquée dans l'hiftoire de la médecine en France. Baillon, Duret & Houillier médecins du premier rang dans l'école de Paris, ont fuivi cette méthode plus exactement que leurs contemporains de Montpellier & des autres facultés. Ils font à la tête des modernes attachés à la médecine grecque ; leurs ouvrages répandus & connus de tout le monde, leur assurent une gloire immortelle.

Mais à quoi est enfin due cette gloire, & d'où vient le sentiment de respect & d'admiration qu'excitent les noms seuls de ces médecins? ils ne furent à proprement parler que les traducteurs & les copistes d'Hippocrate & de quelques morceaux de Galien, qu'ils ont trouvé les plus aprochans de la médecine d'Hippocrate.

Ils succéderent à des médecins entichés de tout le détail des dogmes de l'école & des Arabes; ils eurent à combattre le dogme brillant de Fernel, les Chimistes les poursuivirent avec force, les partisans de la circulation du sang, & la plûpart des dogmatiques modernes ont abandonné toutes leurs idées, comment se peut-il qu'ils ayent résisté à tant d'attaques & que leur réputation dure encore.

Il semble que tous les éloges qu'on fait d'eux ne peuvent être que la condamnation de toutes les autres espèces de médecins & notanment des dogmatiques tels par exemple que Chirac &

Silva. S'il eſt vrai, en effet, comme Houllier, Baillon & Duret l'ont tant répeté, que la nature ſeule guérit les maladies, qu'il faut être très-ſobre dans l'application des remédes & notament de la ſaignée ; que cette application exige néceſſairement un examen bien circonſtancié du tems, du jour & du moment de la maladie, s'il faut dans les maladies reſpecter les jours critiques ; ſi l'hiſtoire des criſes eſt le fondement de la vraie médecine ; n'eſt-il pas évident que toutes les idées des dogmatiques modernes, croulent de même que celles des Chimiſtes.

Ne s'enſuit-il pas invinciblement que tous ceux qui ne penſent pas comme Houllier, Baillon & Duret, doivent les mettre au rang des mauvais médecins, & des maîtres dangereux, tous les modernes ſont dans ce cas, à moins qu'ils ne veuillent renoncer à leur théorie & à leur manière de traiter les maladies.

Duret fut, encore plus que ſes deux contemporains que je viens de nommer, pénétré du ſyſtême d'expectation répandu dans les prénotions de Cos : il fut

convaincu par cet ouvrage dont il s'é-
toit nourri , que la nature guérit les
malades & que les remédes font im-
puiffans lorfqu'elle ne fe prete pas
aux révolutions falutaires : il donna une
preuve évidente de fon attachement à
ces principes par une expérience qu'il
fit fur lui-même ; car autant qu'il m'en
fouvient l'hiftoire fuivante le regarde ;
en tout cas elle ne peut appartenir qu'à
un médecin de fa fecte.

Etant dans une maladie vifité par
plufieurs de fes confrères qui vouloient lui faire des remédes fondés fur
leurs opinions particulières , il réfifta
courageufement à tous leurs efforts :
il voulut attendre la crife , cette crife
arriva & le guérit.

Il y a toute apparence que fes confrères le regardoient dans ce moment
là comme un fanatique , ou comme
un fyftématique qui ne vouloit pas fe
livrer aux régles de la bonne pratique.
Il feroit facheux que tous les propos
qu'ils tinrent ne fe fuffent pas confer-
vés s'ils n'étoient fort aifés à deviner ;
mais Duret fe guérit par l'expectation ;
la nature , pour laquelle il avoit tant

I 5

travaillé, ne fut pas ingrate pour lui ; elle lui procura une bonne & heureuse crise.

Il demeura sans doute persuadé qu'il eut été sans les connoissances la victime des opinions de ses confrères, ou pour le plus favorable, il jugea qu'ils étoient tous à plaindre de ne pas appercevoir les prodiges que la nature opére pour la guérison des maladies, prodiges qui heureusement ne sont souvent que masqués par les remédes, ces remédes étant la plûpart trop foibles & trop indifférens pour nuire, jusqu'à un certain point à la marche suivie de la nature.

Il eut fallut pour l'honneur des confrères de Duret, ou pour celui de leurs systêmes qu'il se trompât ; c'est ainsi que Vanhelmont mourut d'une pleurésie dans laquelle il ne voulut pas se faire saigner ; on a pas manqué de remarquer qu'il fut la victime de son acharnement contre la saignée ; mais il ne faut pas faire trop de bruit de ce fait : il ne prouve rien, puisque Vanhelmont s'étoit dejà guéri une fois sans avoir recours à la saignée ;

ainſi la valeur de la ſaignée reſte dou-
teuſe, d'après l'hiſtoire de Vanhelmont,
& le triomphe de la nature eſt complet dans l'hiſtoire de Duret.

Il faut convenir que ce méde-
cin fut le jour de ſa maladie auſſi grand
au moins ou auſſi heureux que le jour
où Henri III voulut bien honorer de
ſa préſence la nôce de la fille de ce
medecin: il brilla autant entouré de
ſes confrères, qui vouloient officieu-
ſement lui faire des remédes, qu'allant
à l'Egliſe à côté de ſa fille & de ſon
Roi, qui avoit pour Duret une confiance décidée & propre à le dédoma-
ger de tout que machinoient contre lui Jacot ſon ennemi & ſes adhé-
rans.

Mais je ſuis toujours étonné de la
réputation de Duret qui auroit dû
être abſorbée par la grande quantité
d'adverſaires qui l'attaquerent. Les opinions qu'il propoſe font la critique de
ce les qu'on ſuivoit avant lui & que
le commun des médecins n'a pas a-
bandonné depuis; à quel titre peut-il
donc être regardé comme un grand
médecin?

I 6

Les Galénistes ses contemporains durent le taxer d'audace & de présomption ; les Chimistes se moquerent de la nature & de ses crises ; les partisans de la circulation durent le plaindre ; s'il rencontra juste, tous ces gens là s'égarerent ; si le système qu'il adopta prend le dessus, c'en est fait de la plûpart des documens de l'école moderne.

Quoiqu'il en soit, les expectateurs ou les naturistes s'énorgueillissent d'avoir dans leur parti des hommes tels qu'Houllier, Duret & Baillou, puisque la doctrine de ces grands hommes conserve encore son éclat après les conquetes ou les ravages des Chimistes, & après les découvertes des partisans de la circulation, il y a toute apparence que cette doctrine, qui est celle des naturistes, détruira toutes les autres.

Ainsi les expectateurs qui sont aujourd'hui en bien petit nombre, peuvent se flatter de devenir un jour les dominans en médecine : il semble que les médecins françois commencent déjà à se tourner de ce côté, malgré les efforts du reste des partisans de

Chirac & des autres méchaniciens : les Chimistes cherchent à retourner leurs opinions, & semblent vouloir essayer de les adosser, pour la pratique de la médecine, à celles d'Hippocrate & des observateurs.

Ce qui paroît bien certain, c'est que l'Inoculation doit être du goût des médecins naturistes ou observateurs, & cela pour plusieurs raisons que nous rapprochons ici & que nous réduisons à sept chefs principaux.

1°. L'Inoculation doit plaire aux médecins observateurs à cause qu'elle entretient & qu'elle flatte leur desir dominant, qui est de réduire les maladies à leur plus grande simplicité : elle entretient leur modestie naturelle ou la peine qu'ils ont à médicamenter ou à deviner l'effet des drogues, & à ne cesser de faire des essais dans leur application. ,, Je ,, suis las de deviner, disoit un mé-,, decin qui quittoit la médecine après ,, trente ans de pratique".

2°. Cette pratique donne un relief très-remarquable à leur manière de laisser marcher les maladies suivant leur cours naturel, au projet qu'ils ont d'at-

tendre le 'crises , de laisser toujours le
principal de l'ouvrage à la nature : elle
éclaircit la marche qu'on doit tenir
dans toutes les autres maladies. La nature guérit les maladies disoit Hippocrate , & ont dit mille médecins après
lui.

3°. L'Inoculation accoutumera le
public à voir la fièvre sans frémir,
à ne pas s'épouvanter , à un point ex-
cessif : des maux de tête & du transport , des maux de reins , de lassitu-
de & autres phénomènes qu'il ne faut
pas sans cesse confondre avec des accidens qui exigent des remédes ; l'Inoculation apprend qu'il ne faut pas toujours dans le cours de toutes les fièvres , faire une diéte rigoureuse , boi-
re , suer ou se rafraichir, prendre des
lavemens ou se faire saigner ou se purger sans cesse.

4°. Elle peut être aussi utile aux
médecins qu'au public, en les mettant
à portée de parler vrai sur la nature ,
la durée & les accidens d'une maladie,
& les mettant aussi à l'abri de tant de
choses impossibles qu'on exige d'eux,
mille petits soins, mille remédes inu-

tiles, & enfin en leur évitant mille reproches dont l'ignorance ou plûtôt la
déraison des hommes a coutume de les
accabler.

5°. L'Inoculation eft une forte de
fecours comparable en tout à plufieurs
autres remédes que les médécirs obfervateurs ont confervé dans leurs faf-
tes : elle na rien de plus dur , de plus
extraordinaire qu'une faignée, qu'une
purgation : comme ces remédes, elle
fuit la marche de la nature, elle lui
donne fa liberté; elle fait, fi on peut
ainfi parler, fur le corps une manière
d'ente ou d'infertion , au moyen de laquelle le fruit de la petite vérole eft
plus franc , meurit plus aifément &
tombe avec plus d'aifance. Le premier
qui inocula ne fut pas plus courageux,
& il raifonna peut-être plus brillam-
ment que le premier qui faigna.

6°. L'Inoculation paroît être une
de ces grandes vérités utiles, pareilles
à celle qu'Hippocrate propofoit aux
Grecs, en les forçant contre leur préjugés, à fe reduire au repos pendant le tems des maladies , pour
laiffer les crifes fe faire avec moins

d'accidens. Quels que puissent être les préjugés contre l'Inoculation, il ne sauroient tenir dans les têtes des hommes, lorsqu'ils veront qu'on gagne seulement autant par l'Inoculation vis-à-vis de la petite vérole, que l'on gagne dans les fièvres par le repos & un régime raisonnable.

7º. L'Inoculation épargne évidemment à la nature la moitié & peut-être le plus difficile de la besogne; elle facilite la coction comme le levain facilite la fermentation de la pâte; elle forme pour le pus une voye qui manque à la nature; celle-ci paroît vouloir s'assujettir à employer comme une issue naturelle celle qu'on fraye en inoculant. Plut à Dieu qu'on pût réduire toutes les maladies au même point où se trouve la petite vérole inoculée par rapport à celle qui vient sans inoculation !

Seroit-il possible que tant de motifs ne fussent pas suffisans pour déterminer les médecins observateurs à la tolérance de l'Inoculation, c'est ce qui ne paroît pas même raisonnable à penser; il y a au contraire tout lieu d'atrendre qu'ils parleront ouvertement en faveur de cette tolérance.

CHAPITRE QUATRIEME

Les médecins Antisistématiques, Pyrroniens, Praticiens.

§ I.

Bon mot d'Iphicrate Général des Athéniens qui fait entendre ce que c'est que les médecins antisistématiques : les sectes nommées eclectique & pneumatique : Archigène, Aretée, les Pyrroniens : on acuse mal à propos quelques médecins d'être Pyrroniens.

J'„ Etois dogmatique à vingt ans, „ observateur à trente ; à quaran- „ te je fus empirique, je n'ai point de „ sytême à cinquante ". Ainsi parloit un médecin qui passoit sa vie dans

l'étude de l'art. La matière que je traite exige d'abord quelques éclaircisse-
mens sur cette déclaration d'un homme
instruit.

Je dois expliquer ce que j'entends
par les médecins que je place dans
cette quatrième classe : on ne pourroit
sans cela juger du poids que doit
avoir la voix de cette espèce de médecins au sujet de l'Inoculation.

Iphicrate Général des Athéniens fut
un jour vivement pressé par un orateur
sous les yeux de l'Aréopage. ,, Qu'es-
,, tu disoit le Rhéteur, pour oser faire
,, le vain ? es-tu soldat, es-tu cavallier,
,, es-tu capitaine , es-tu ingénieur ,
,, es-tu espion pionnier ? je ne suis
,, rien de tout cela répondit Iphicrate,
,, mais je suis celui qui commande
,, aux autres''.

Si on demandoit à un médecin de
ceux dont il est question , êtes-vous
empirique ? êtes-vous dogmatique ? êtes-
vous observateur ? anatomiste, chimiste?
je ne suis rien de tout cela répondroit-
il , mais je suis de ceux qui jugent tous
les autres.

Cet exemple indique ce qu'on doit

entendre par un médecin praticien ou
antififtématique; ceux qui connoîtront
la nature de la médecine & fon hiftoire, ne prendront point cette claffe de
médecins pour un être de raifon :
je montrerai bientôt de quelle utilité
elle a toujours été dans la fociété.

Les anciens ont parlé d'une fecte de
médecine nommée éclectique ou choi-
fiffante, dont ils prétendent qu'Archigène fut l'inventeur, Archigène vivoit
vers le deuxième fiécle de l'Eglife &
exerça la médecine à Rome avec beaucoup de réputation : il fe diftingua
dans la connoiffance du pouls ; fati-
gué fans doute des difputes perpétuel-
les entre les dogmatiques, les empiriques & les méthodiques, il voulut les
mettre d'accord, & devint pour ainfi dire, leur conciliateur.

Je ne puis croire qu'il ait été le
premier à tacher d'accorder tous les
partis, ou effayé de choifir le meilleur de chaque fecte ; certainement
Hippocrate, Galien, & quelques méthodiftes de même qu'Afclépiade &
une foule d'autres doivent, à certains

égards, être mis dans la classe des conciliateurs, ou des écléctiques.

On pourroit aussi les placer dans celle des mixtes qui firent pourtant une petite secte particulière, de même que ceux qu'on appella pneumatiques ou spirituels : ces derniers attribuoient les phénomènes de la santé & des maladies à certains corps invisibles & singulièrement affinés, connus en ces tems-là sous les noms d'Esprits, dénomination qui s'est conservée, même depuis qu'on a exactement défini les bornes de l'esprit & de la matière.

Le Clerc a le premier découvert dans les ouvrages d'Aretée que ce médecin étoit attaché à la secte des pneumatiques. Il y a toute apparence qu'il vivoit vers le second siécle de l'Eglise, il étoit Cappadocien. Ses ouvrages estimés des connoisseurs prouvent qu'il étoit fort instruit sur toutes les parties de l'art. Le goût qu'il montre pour la saignée est très-favorable aux amateurs de ce reméde. Il est même à craindre qu'Aretée n'ait été un peu trop loin à cet égard.

Il semble s'être laissé emporter à

des raisonnemens pris dans le fonds de
la doctrine des dogmatiques, avec laquelle la secte des pneumatiques frater-
nisoit. Comment imaginer, par exemple, que la lépre peut, ainsi qu'Ar-
retée paroît s'en être flaté, être guérie
par les saignées réiterées.

Quoiqu'il en soit, ce médecin parle
souvent des esprits, comme étant la
cause de la plûpart des phénomènes
dans le corps. Hippocrate avoit aussi
dit bien des choses sur les esprits.
Galien, Fernel & beaucoup de modernes en ont parlé de même.

On sait combien il y a eu de disputes au sujet des esprits animaux,
dont la matière électrique a pris la
place en dernier lieu. Toutes ces idées
ressemblent beaucoup à celles des
pneumatiques, de même que celles sur
la chaleur qu'on trouve éparses dans
les ouvrages des anciens & dans ceux
des modernes. Willis médecin anglois
est un de ceux qui a donné le plus de
besogne aux esprits ; il joue un grand
rôle parmi les pneumatiques de notre
siécle.

Faut-il mettre dans la classe des antisistématique dont il est question, les médecins pyrroniens ou sceptiques ? Est-il possible qu'il y ait des médecins de cette espèce ? On entend dire tous les jours que tel & tel ne croyent point à la médecine ; je ne vois point sur quel fondement on peut avancer de pareilles imputations, qu'on en charge quelques Philosophes, par exemple ceux qui peuvent penser comme Montagne écrivoit, à la bonne heure, mais il ne faut par hazarder ces reproches sur des médecins que rien ne pourroit obliger de cacher leur pyrronisme, s'ils en étoient en effet inbus.

Ceux qui sement sourdement ces bruits contre leurs confrères ne prennent pas garde premièrement qu'ils exposent la certitude des principes de l'art ; chaeun peut conclure que s'il est vrai que des médecins puissent eux-mêmes parvenir à être persuadés du peu de fonds qu'on doit faire sur ces principes, il faut qu'ils soient en effet bien fiêles & bien avanturés.

En second lieu ; ceux qui veulent faire passer leurs confrères pour des fceptiques font , fans s'en douter, un raifonnement dont la fauffeté n'échape point aux yeux les moins clairvoyans ; ils accufent leurs confrères de ne pas croire ce qu'ils font profeffion de croire eux-mêmes , ou ce qu'ils croyent réellement en médecine.

Cela ne veut point dire que ceux qu'on taxe de Pyrronifme n'ayent point leurs principes à eux , puifqu'ils y en a de différens en médecine ; puifque la raifon & les loix accordent à chaque médecin la liberté de penfer ce qui lui femble le plus probable, fur la nature de fa profeffion.

Il n'en eft donc aucun qui puiffe dire d'un de fes confrères qu'il ne croit point à la médecine. S'il en étoit autrement chaque médecin feroit en droit d'accufer de Pyrronifme tout ceux qui ont d'autres principes que les fiens : ainfi tout ce que peut avancer un médecin fur la façon de penfer d'un de fes confrères fe réduit à ceci ; il ne penfe pas comme moi, je ne penfe pas comme lui ; & l'autre peut en dire autant de fon côté

Encore une fois il n'y a dans le

métier que nous exerçons que très-
peu de dogmes fixés & determinés
par la réligion ; il y en a peut-être
trop peu, sur lesquels les loix ayent
prononcé de manière à gêner la croyance ou la manière de pratiquer d'un
particulier. Il pafferoit pour fol & non
pour Pyrronien ; il devroit être dénoncé
à la juftice comme coupable s'il affi-
choit l'incredulité fur des vérités pal-
pables, évidentes, confacrées par la
réligion & par la juftice.

Mais tandis qu'il fe contiendra dans
des bornes fages & où il puiffe fe défendre par la raifon, ou par l'autorité
de quelque grand perfonnage fur des
matières indéciies & dans lefquelles on
peut foutenir le pour & le contre, il
ne pourra point être taxé de Pyrronifme : cette imputation ne fera qu'inju-
rieufe, & pour ainfi dire, une forte
d'appas pour furprendre les efprits foibles.

§ I I.

§ II.

Les Pyrroniens peuvent-ils prati-
quer la médecine? Il n'est ni inuti-
le ni dangereux d'examiner la cer-
titude de la médecine : propos de
quelques médecins modernes qui
semblent favoriser le pyrronisme :
les Pyrroniens ne pourroient être
défavorables à l'Inoculation.

JE demande s'il seroit possible qu'un
Pyrronien exerçât ou pratiquât la
médecine ? un homme qui prétendroit
connoître la valeur des principes de
l'art & qui les réduiroit à des choses
d'usage généralement adoptées sans
fondement, pourroit-il en partant de
cette façon de penser, pratiquer la
médecine, voir des malades, leur con-
seiller de prendre médecine, de se faire
saigner ou de se baigner ?

Cette façon d'agir sans principes
fixes, si elle étoit possible, ne seroit-elle

K

pas préférable aux disputes vives & trop souvent réitérées qui se font élevées entre les diverses sectes & les divers sectaires de médecine !

Vaut-il mieux pour un médecin qui veut prendre un parti sur une matière de l'art, de suivre l'autorité, ou la pluralité des voix, ou bien les lumières de sa raison & de sa propre expérience ?

On demandoit à un medecin s'il pensoit que la médecine, ses sectes, ses dogmes opposés , la grande quantité d'épreuves auxquelles elle a donné lieu n'avoient pas produit autant de mal que de bien à l'espèce humaine ? il répondit qu'un médecin ne pouvoit faire de pareilles questions, & que ceux qui les faisoient n'étoient pas en état d'en entendre la réponse.

Je ne pense point qu'il puisse y avoir de médecin vrayement Pyrronien ; je crois certaines matières de phisique beaucoup plus susceptibles des arguties des Pyrroniens que celles de la vraye médecine ; je la régarde comme étant fort à l'abri des coups de ces

Philosophes qui bouleverserent tout sans rien édifier.

Je ne crois point qu'un Pyrronien peut faire autre chose en médecine, que se faire plaindre de ceux qui la cultivent avec soin, à moins qu'il ne voulut se faire traiter. C'est ainsi qu'un médecin ancien donne une leçon bien parlante à un Philosophe grand sophiste & qui nioit la possibilité du mouvement. Ce Philosophe fit une chute & sé luxa l'épaule; il est impossible que votre épaule soit luxée lui dit le médecin, puisqu'il eut fallu un mouvement pour opérer cette luxation.

Je suis assuré, pour l'avoir éprouvé par ma propre expérience, que ceux qui crient le plus contre nous, font des plus pressés à chercher dans notre art un soulagement qu'ils ne trouvent pas ailleurs; & cela doit nous suffire.

Mais je suis bien eloigné de croire que la diversité d'opinions dans notre profession, & même les disputes pour ainsi dire méthaphisiques sur le dégré de certitude de nos principes, puissent être nuisibles, au contraire je les crois très-utiles.

Envain me diroit-on que la gravité de la médecine ne comporte pas de pareilles disputes, & que c'est l'avilir que de l'analiser avec si peu de ménagement ; je ne pense pas de même ; je ne crains point qu'on ébranle ses principes & ses dogmes en les soumettant au jugement de la multitude & en les examinant de toutes les façons possibles ; elle ne peut que gagner à cet examen".

„ Un médecin disoit à un de ses
„ confrères , qu'il avoit changé de
„ pratiques quatre ou cinq fois en
„ sa vie , & moi de méthode , répon-
„ dit l'autre.

„ Goazet , médecin de Toulouse ,
„ fit un discours public dans lequel il
„ avança que dans les maladies ordinai-
„ res , les gardes malades en savoient
„ autant que les médecins , & que
„ dans les extraordinaires les médecins
„ n'en savoient pas plus que les gar-
„ des malades.

„ J'ai oui Didier Professeur de Mont-
„ pellier disant à plusieurs médecins,

,, dont j'étois du nombre, qu'il tra-
,, vailloit un ouvrage dans lequel il
,, vouloit faire l'aveu & une forte d'a-
,, mande honorable de toutes les fau-
,, tes qu'il avoit faites en médecine.

,, Silva difoit que nous fommes des
,, aveugles qui marchons à tatons com-
,, me les quinze vingts".

Tout cela ne me fait point peur, &
je crois pouvoir affurer que notre art
eut réfifté aux atteintes de Baile & de
fes pareils. Pline, Montagne & quelques autres Philofophes ne nous ont
pas plus ébranlés que Pétrarque & que
Molière.

Il n'eft aucun de nous qui n'eut vivement defiré pouvoir guérir Jean Jacques Roufleau, & lui donner autant
de fanté qu'en avoit fon Emile, en lui
otant pourtant les principes de ce même
Emile, avec lefquels une bonne fanté ne pourroit être de durée parmi les
hommes.

Tout cela ne fert qu'à diftinguer les
vrais médecins de ceux qui ne le font
point ; ceux-ci toujours tremblants,
toujours inquiets, & fur le point d'honneur au fujet de leur art, ne voyent

point combien ses racines sont profondes dans le cœur des hommes ; combien la médecine est dans la nature, & combien il seroit inutile d'essayer de la détruire : ils ne voyent pas qu'il ne faut pas la confondre avec les reveries de mille cerveaux creux qui ont infecté notre état, & sur lesquelles on peut s'égayer.

S'il étoit quelque chose qui pût nuire à la médecine, il me semble que ce ne pourroit être que la roideur & la dureté des médecins, s'ils l'étendoient également sur toutes les parties & sur toutes les décisions de l'art : cette roideur montreroit une logique très-mauvaise & très-dangereuse.

Pouvons nous cacher que nos principes ne sont pas aussi assurés que ceux des géometres ? & qu'avons-nous de plus à faire auprès de nos malades & de tous les hommes, que de leur montrer ce qui nous paroît le plus raisonnable, le plus utile ! ne nous engageons pas plus avant ; évitons de nous faire tirannifer en promettant plus que nous ne pouvons tenir : ne defirons point de tromper le monde; mais tachons de le guérir.

Le médecin qui difoit qu'il avoit changé de méthode quatre ou cinq fois en fa vie pouvoit parler vrai; il n'eft pas furprenant que l'âge & la pratique dévelopent de nouvelles idées.

Goazet pouvoit dans fon difcours avoir pour principal objet de fimplifier la médecine, ce qui fut le vœu de tous les grands médecins; il pouvoit avoir en vue de démafquer certains médecins qu'il n'eft pas mal de faire connoître.

Didier auroit écrit des chofes fort utiles s'il eut tenu fa parole. On peut affurer qu'en général les médecins oublient trop aifément les malheurs qui leur font arrivés. Je ne fais quelle fatalité nous conduit toujours malgré nous, à nous rappeller & à nous groffir le nombre des malades que nous avons guéris.

Silva exprimoit en homme d'efprit ce qu'il vouloit faire entendre: mais tout cela n'eft pas du Pyrronifme.

Eft-il quelque profeffion purement humaine, dont les fondemens foyent plus certains dans la pratique que ceux

K 4

de la nôtre ? Ecoutons donc patiemment
les Pyrroniens éplucher les vérités de
la médecine ; profitons des bons avis
qu'ils peuvent nous donner ; ils paroiffent faits pour purifier les fciences
& les purger de toutes leurs vanités :
foyons affurés qu'ils viendront toujours
à fe diriger par nos décifions tout
comme le peuple qui ne raifonne
point.

Si le probleme fur l'Inoculation leur
étoit confié, il y a tout lieu de croire
que, puifqu'il faut fe déterminer pour
ou contre l'Inoculation, ils concluroient
à en demander la tolérance, ne fut-ce
que par ce qu'également indécis fur
tous les partis à prendre, tous les partis leur font égaux ; mais venons à des
médecins plus utiles & plus à notre
portée.

§ III.

*Des vrais praticiens de Paris &
des Provinces : leur logique :
leurs syſtêmes au lit des malades.
Dumoulin connoiſſoit une eſpèce
de petite vérole mortelle par
elle-même : un praticien doit
tolérer l'Inoculation.*

QUe ne puis-je nommer pluſieurs
médecins vivans parmi nous, que
je voudrois imiter, & que je régarde
comme les ſages de l'art ! également
éloignés de tout excès & de toute
ſecte, ils ſont toujours prets à recevoir les expériences des empiriques, les
obſervations détaillées des naturiſtes
& les raiſonnemens évidens des dogmatiques.

Utiles à l'état & aux particuliers, ils
ſupportent tout le fardeau de la médecine, leurs mœurs, leur conduite, leur
doctrine les rendent les conſolateurs &

les vrais amis des malades ; ils veillent
fur la patrie & les fujets du Roi par
des travaux fuivis & que n'interrompt
point l'éclat des paſſions, ni le bruit
des diſſentions.

Ils font les pères du peuple qui les
honore, les confolateurs des grands
qui refpectent leur vertu, les protecteurs des Pauvres, & les confidens des
riches qui font un bon uſage de leurs
richeſſes ; la reſſource des orphélins &
de ces malheureux forcés de cacher
leur miſère & leurs maladies ; ils portent par tout la confiance & la paix.

Ils connoiſſent les reſſources de l'art
& jugent ceux des artiſtes trop célébres
accablés des faveurs ou des dédains de
la fortune & de la rénommée, & qui ne
peuvent jouïr dans le tumulte d'une vie
agitée, du répos qu'exige l'exercice de
la médecine. Tels font les praticiens répandus dans Paris & dans nos Provinces : voilà la vraye fouche des médecins,
& voilà les vrais éclectiques, nos modèles & nos maîtres.

On apprend parmi eux, qui ne rai-
fonnent qu'auprès des malades, non
point à diſſerter longuement ni à cri-

tiquer avec aigreur, non point à faire
des essais ni à cacher des remédes;
mais on apprend à connoître, à suivre,
à traiter le mieux qu'il est possible les
maladies. Ici l'empirisme est consulté
avec candeur toutes les fois que le
dogme manque; les observations font
détaillées jusqu'aux traits les plus légers
des maladies & des incommodités.

On y juge que les raisonnemens trop
guindés ne guérissent de rien, que le
grand nombre de drogues est au moins
inutile, que les deux tiers des remédes
vantés par les diverses sectes font indifférens, & même nuisibles, que cependant
il faut quelque fois essayer des plus singuliers; que la nature a besoin d'être
aidée & que le plus souvent on l'aide
à très-peu de fraix; que, lorsque les
accidens font graves & que la maladie
va mal, il est prudent & sage d'avoir
recours à des remédes extraordinaires,
qu'enfin le génie de la nation, de la
ville, de la famille & du malade qu'on
traite doivent être ménagés & respectés.

On y rit également du théoricien
qui lorgne au microscope les dernières

K 6

petites fibriles du corps, qui mesure la
force du cœur & des artéres, qui juge du dégré de ténacité des diverses
parties du sang; du dogmatique qui dis-
serte avec sa persuasive & impérieuse
gravité; de l'observateur timide qui
n'ose rien tenter, qui croit déranger
le cours d'une maladie même avec une
infusion de fleurs cordiales, comme si
tous les remédes bouleversoient la marche fixe & immuable de la nature; on
y rit de l'empirique qui lorsqu'il a
épuisé ses recettes ordinaires, accourt
avec ses amulettes & ses topiques, ses
cataplames & ses goutes.

Manes de nos célébres sectaires, ouvrages volumineux de nos doctes Professeurs, brillans théoriciens, ardens ré-
formateurs de notre art, les praticiens
vous jugent journellement auprès du
lit des malades : eux seuls connoissent à
certains égards le fort & le foible de
vos travaux.

Je crois que ces Praticiens sages
auxquels je rends ici l'hommage qui
leur est dû, conviennent à l'égard de
la petite vérole que si pour l'ordinaire elle obéit à leurs remédes, & s'ils

la traitent fouvent avec fuccès, ils la trouvent auffi quelque fois terrible, opiniatre, orageufe, irreductible, mortelle.

Dumoulin difoit qu'il y a une efpèce de petite vérole qui n'a pas befoin de médecin, une autre que les médecins guériffent & une troifième qui eft entièrement incurable. Dumoulin n'oublioit point qu'il avoit quelque fois été furpris par cette maladie traitre & perfide.

Il n'y a fans doute aucun praticien affez déraifonnable fur ce point, pour oublier les malheurs qui peuvent lui être arrivés au fujet de cette maladie. En faut il davantage pour faite fouhaiter à ces médecins que l'Inoculation puiffe prendre faveur ? Ne feroient-ils pas dans le cas de faire des reproches terribles aux ennemis de l'Inoculation dans toutes les occafions où ils rencontreroient des petites véroles mortelles ?

Les Praticiens les plus expérimentés ne font pas de même avis fur le traitement général de la petite vérole; on fait que les uns veulent rafraichir, & les autres prétendent qu'il faut échauffer; il faudroit donc qu'un médecin praticien pour rejetter l'Inoculation & traiter la petite vérole suivant son opinion particulière, eut le courage d'un côté de ne faire aucun cas de l'opinion contraire à la sienne, & de l'autre de résister aux prétentions des Inoculateurs.

Il faudroit, qu'il aimât mieux traiter un malade suivant un systême condamné par des praticiens comme lui, que d'essayer de l'Inoculation en faveur de laquelle le systême des empiriques, celui des théoriciens & des observateurs se réunissent, & que l'expérience de nos voisins paroît aprouver.

Qu'un praticien réponde exactement, & suivant ses principes, à l'exemple que je lui propose ici, & je consens à condamner l'Inoculation sans la connoître. Voilà un malade qui vient de mourir sans aucun secours, d'une apoplexie sanguine; en voilà un autre qui meurt d'une pleurésie sans avoir été saigné, malgré un très-violent point de côté, beaucoup de fièvre & de chaleur; un troisième qui étoit en convalescen-

ce , & qui aulieu de prendre médecine , mange & meurt d'une indigef-
tion.

Je demande à un praticien s'il ne
croit pas qu'une faignée faite la veille
ou le jour de l'attaque eut fauvé l'apoplectique ; s'il n'eft pas perfuadé que
le pleurétique ne feroit pas mort s'il
eut été faigné , & s'il n'eft pas certain
que le convalefcent feroit encore en
vie , s'il eut été purgé aulieu de manger.

Au moins il n'eft pas douteux que
le praticien ne fit faigner l'apoplectique
& ne le fit vomir , il feroit de même
faigner le paralitique , & il purgeroit le
convalefcent plutôt que de le laifler manger; il auroit, pour procéder ainfi, fes
raifons fondées fur fa théorie & fur ce
qu'il auroit obfervé : toutes fes décifions portent & doivent porter fur
cette double baze.

Appliquons ces exemples à celui
d'un malade qui vient de mourir de
la petite vérole ; c'eft à ce moment
terrible que j'interroge un praticien :
croyez vous que ce malade fut mort
aujourd'hui s'il eut été inoculé , au

lieu d'avoir la petite vérole sans inoculation ? eussiés - vous desiré , le
voyant expirer la victime d'une maladie dont vous ne l'avés point guéri , qu'il eut été inoculé? parlés,
c'est la justice qui vous interroge, auprès de ce corps que vous n'avez
pû arracher à la mort.

Pourquoi eussiés-vous souhaité que
l'apoplectique , le pleurétique & le
malade mort d'une indigestion, eussent
été traités autrement qu'ils ne l'ont
été? parce, dirés-vous sans doute, que
l'expérience démontre & la raison
dicte qu'on sauve la vie à des personnes attaquées de ces maladies, en
les saignant & les purgeant. Eh bien !
l'expérience demontre qu'on inocule
sans danger de mort, & la raison dicte
que cela doit être ainsi.

Prenés garde de vous trop avancer,
pour vous sauver de la gêne à laquelle cet argument doit vous mettre ,
n'allés pas faire des réponses impru-
dentes: elles pourroient ébranler les raisons sur lesquelles vous vous déterminés
à faire des remédes à un apoplectique

& à un pleurétique, & à defaprouver ceux qui n'en feroient point.

On pourroit en effet raifonner con-tre ces médecins que vous adoptés, comme vous raifonneriés contre l'Ino-culation, fi vous vouliés la combattre, en demeurant cependant attaché aux principes, à la théorie & à la pratique qui ont fait votre réputation.

§ I V.

Cas dans lefquels la tolérance de l'Inoculation paroit néceffaire : épidémie funefte à Montpellier en 1744 : Barbeirac médecin de Montpellier, Sydenham méde-tin Anglois.

JE ne puis quitter mes praticiens qui font les principaux témoins & les acteurs principaux de toutes ces cho-fes de détail ; fans leur remettre en-core fous les yeux des exemples frappans qu'ils ont vu tout comme moi.

Les femmes groffes : Il y a à trembler pour la mère & pour l'enfant, lorfqu'il eft queftion de la petite vérole.

Les femmes en couches : que d'exemples funeftes fur cet article !

Les jeunes femmes pendant la première année de leur mariage, au fortir du couvent pour entrer dans le monde, où elles changent de vie & prennent la petite vérole.

Des jeunes gens qui viennent de finir leur académie , ou leurs études, & qui font livrés à eux-mêmes. Des enfans uniques, le feul efpoir d'une famille.

Les petites véroles épidémiques : elles font périr une quantité prodigieufe d'enfans , même dans des lieux où la petite vérole eft ordinairement fort bénigne; ou pour le plus favorable, elles font mortelles dans les premiers qui en font atteints, parce que, difoit Sydenham, le médecin n'a pas eu le tems de connoître la nature de la maladie à laquelle il a à faire.

Par quelle fatalité un praticien attaché, comme il doit l'être, aux pères

& mères qui ont confiance en lui, s'opposeroit-il à l'Inoculation d'une jeune fille ? est-ce pour l'immoler tranquillement à la petite vérole lorsqu'elle sera mariée, lorsqu'elle sera enceinte, lorsqu'elle sera en couches.

Pourquoi s'opposeroit-il à l'Inoculation de ce jeune homme qui entre dans le monde ? est-ce pour se donner le cruel spectacle de voir une famille éteinte ? seroit-elle éteinte cette famille si on eut inoculé ce jeune homme avant l'âge de puberté ? cette jeune mère & l'enfant étouffé dans son sein, seroient-ils morts si la mère eut été inoculée dans son couvent.

J'ai vû mourir à Montpellier plus de deux mille enfans de la petite vérole en 1744 & 1745. Cette maladie connue à Montpellier, connue dans tout le reste de la gascogne sous le nom de picotte, n'est le plus souvent pour les enfans qu'une très-forte incommodité sans danger de mort, mais ceux quelle a enlevés pendant l'épidémie de 1744 seroient-ils tous morts s'ils eussent été inoculés.

Quelqu'un dira sans doute que

tous ces exemples le conduiroient à adopter l'Inoculation s'il étoit certain qu'on n'est plus sujet à la petite vérole lorsqu'on l'a eue par l'Inoculation. Mais ce n'est pas là la question que je traite, & elle ne peut l'être que lorsque l'Inoculation sera permise ; ce n'est que par des exemples qu'on peut décider si la petite vérole revient ou non après l'Inoculation : il faut donc pouvoir récueillir ces exemples & par conséquent il faut tolérer l'Inoculation.

Or je ne parle ici que de cette tolérance pour laquelle je desire & j'espére la protection des praticiens qui n'ont d'autre passion, ni d'autre étude, que celle d'être utiles, chacun à leurs amis, à leurs compatriotes & à tous les hommes.

C'est de ce desir dominant que dépend à mon avis le zèle des praticiens dans l'exercice de la profession. Lui seul peut les soutenir contre les désagrémens infinis attachés à cet exercice ; & voilà sous quel point de vue Virgile n'avoit pas tort de traiter la médecine d'art muet ou de peu d'éclat. Elle est en effet, entre les mains des praticiens,

moins brillante , moins tumultueufe
que bien d'autres profeffions ; mais elle
eft journellement utile ; elle fait l'apui
des familles ; elle porte la confiance
jufqu'au fond des cœurs : les hommes
dénués de cet apui néceffaire , flotte-
roient dans de perpetuelles incertitudes
& au gré de mille vaines paffions.

Heureux les Etats , heureufes les
Villes qui comptent parmi leurs concitoyens des médecins de cet efpèce·
J'en fais une claffe à part à la tête
defquels je placerois , parmi les modernes , Barbeirac médecin de Montpellier , & Sydenham médecin Anglois.

Ces deux honnêtes & fages praticiens
vivoient en même tems & dans le
dernier fiécle ; on a dit qu'ils fe
reffembloient par leurs phifionomies
autant que par leurs mœurs douces,
honnêtes , fimples , & pleines de candeur : ils étoient l'un & l'autre
Gentilshommes & avoient apporté dans
l'exercice de leur profeffion , qu'ils
faifoient par goût & non par néceffité
la nobleffe de leur extraction.

Ils furent l'un & l'autre réduire la médecine à fa plus grande fimplicité, & en faifir, pour ainfi dire, le plus pur efprit, au milieu des querelles & des factions excitées par l'ardeur des chimiftes & les curieufes recherches des théoriciens. Ils aperçurent le vuide de toutes les difcuffions fcholaftiques. Ils ne furent point profeffeurs, par conféquent ils furent plus à l'abri du ton qu'on prend dans les écoles.

On ne peut fans doute les mettre au rang des génies fuperieurs & diftingués qui ont fait fleurir la médecine; mais ils occupent le premier rang parmi les médecins du fecond ordre, qui eft affurément le plus utile. Ils n'étoient pas favans, au contraire; mais ils étoient fages; ce qui vaut beaucoup mieux pour l'exercice journalier de l'art.

Leur efprit femble avoir été formé d'une étincelle de celui d'Hippocrate, avec quelque mélange de celui d'Afclépiade, un peu de reffemblance avec celui de Vanhelmont, non fans quelque légère teinture de la phisique des modernes.

Leur doctrine fut un composé de toutes les sectes dont les couleurs trop fortes étoient adoucies par le mélange. Semblables à l'abeille, ils compofoient leur miel du fucre choifi fur toutes les fleurs.

On dit que Boerhave otoit toujours fon chapeau en parlant de Sydenham, pour lequel il étoit pénétré de vénération. Chirac fe glorifioit d'être le difciple de Barbeirac. L'Angleterre nomma Sydenham fon Hippocrate, & l'école de Montpellier prétend que Barbeirac difpute à Chirac le titre d'Hippocrate françois.

L'école de Paris n'eut point d'egal à oppofer à Barbeirac ; celle de Montpellier eut befoin de ce médecin de même que de Riviere Profeffeur très-diftingué de cette faculté, parce que Fernel & Duret avoient un fiécle auparavant, fait pencher la balance du côté de l'école de Paris. Les Leméri, les Géoffroi & autres grands hommes de Paris, furent plus favans, plus érudits, plus lettrés que Barbeirac & Sydenham ; mais l'heureux génie de ces derniers les conduifit mieux au but que le fcience des autres.

Baglivi médecin de grande réputation en Italie, légitime difciple d'Hippocrate & de Duret, plus grand à bien des égards que Sydenham & Barbeirac, à peu près fes contemporains, n'ateignit pas au point de perfection auquel ils arriverent, il s'egara & fe laiffa emporter après l'honneur de la découverte de l'action des fibres.

Hecquet Docteur de Paris & très-connu par fes écrits, s'egara encore plus que Baglivi, il fe perdit dans un labirinthe de raifonemens & de petites difcuffions trop légères même pour les éleves de l'art. Bellini médecin Italien fut à peu près dans le même cas.

Ne pourroit-on pas avancer que Solano médecin Efpagnol eut quelque reffemblance avec Barbeirac & Sydenham ; fes découvertes fur le pouls ont dejà excité quelque mouvement; fes obfervations ont paru auffi paradoxes que celles de Sydenham fur la petite vérole.

Nos

Nos succeſſeurs jugeront tous ces procès : ils nous jugeront tous tant que nous ſommes. Puiſſent-ils ſuivre à jamais les traces des Sydenham, des Barbeirac, & de Solano, ſur leſquels je vois que beaucoup de nos contemporains ſe modèlent !

Il me ſemble même qu'il y en a qui donnent un peu dans l'excès. On vous dit que Sydenham & Barbeirac n'étoient pas ſavans, non plus que le bon homme Solano ; qu'ils manquoient de ce brillant qui caractèriſe tant de célébres médecins ; on conclud de-là, qu'il faut bien ſe garder de trop étudier & de trop ſavoir.

Eh bien ſoit ! étudions peu, ne ſachons pas grand'choſe ; mais eſt-ce là la voye de devenir bon médecin ? ſi cela eſt, brûlons nos livres, détruiſons nos facultés, retournons à l'empiriſme de nos pères.

On aura beau me contrarier là-deſſus ; je le dirai comme je le penſe ; je crois entrevoir que les praticiens ont, la plûpart, un penchant plus ou moins décidé pour l'empiriſme. Cette ſecte abſorbera toutes les

L

autres ; mais il faut espérer que la nature produira de tems en tems un génie , un réformateur , un Hippocrate , un Asclépiade , un Vanhelmont , un Stahl , un Fernel , un Chirac ; les Ecoliers de ces hommes rares perpétueront la race des Sydenham & des Barbeirac.

CHAPITRE CINQUIEME

Les Médecins militaires.

§ I.

Etendue de la médecine : médecine des armées : médecins des têtes couronnées : l'histoire a conservé le nom de plusieurs d'entre eux. Exemples à imiter : exemples à fuir : confiance des militaires pour les médecins.

Principalement occupée du détail des maladies & du traitement journalier des malades, la médecine

pratique fait inceffament des efforts
pour conferver la vie des hommes.
La médecine théorique compare les
différentes méthodes, difcute, combi-
né, effaye d'éclaircir fon fujet : ces deux
fœurs travaillent pour le même objet,
pour le foutien de la médecine ordinaire & pour ainfi dire ufuele, & pour
la rendre auffi utile qu'elle eft néceffaire. Delà les divers fyftêmes & les diverfes feêtes de médecins, que nous
venons de parcourir rapidement, dans
la vûe de décider ce que ces fyftêmes
& ces feêtes doivent enfeigner à l'é-
gard de l'Inoculation.

Mais la médecine s'éleve fouvent
au-delà de fa fphère ordinaire : on l'a
vue, & on l'a verra toujours fervir les
Rois dans leurs armées, & fournir
aux Maîtres de la terre des fecours utiles à leurs troupes. Suivons-la jufqu'au
pied du trône d'où doit émaner une
loi générale fur l'Inoculation.

,, Quand Rome honoroit fes Ca-
,, pitaines de guerre, par triomphes
,, & paffetems, elle ne prennoit ni
,, guer donnoit feulement la vertu &
,, vaillance de celui qui triomphoit ;

„ mais auffi la juftice, par laquelle
„ l'armée étoit maintenue en paix
„ & concorde, la prudence de laquel-
„ le on procédoit aux affaires, la tem-
„ pérance dont elle ufa otant le vin,
„ les excès & la gourmandife qui font
„ ttoubler le jugement & errer le con-
„ feil".

Ainfi parloit des qualités d'un Général d'armée Huarte médecin & Phi-
lofophe qui fit honneur à fon état.
Cette tempérance néceffaire dans une
armée eft entièrement du reffort de la
médecine, qui doit veiller fur le régime, comme fur les maladies des foldats.

L'hiftoire a confervé la mémoire
des médecins attachés aux plus illuftres
conquérans; on connoit la confiance
qu'Alexandre montra pour Philippe
fon médecin contre lequel la calomnie
avoit lancé fes traits envénimés:
Alexandre par un effort de génie comparable à fes plus valeureux exploits,
ne héfita point d'avaller la médecine
que Philippe lui avoit préparé. l'Armée
entière rendit hommage à la grandeur
d'ame du conquérant & à la vertu du

médecin qui fixa fur lui les yeux de
tous les courtifans.

Homère a transmis à la poftérité
le tableau de l'état des médecins militaires en parlant de Podalire & de
Machaon. Ces deux enfans d'Efculape
fe diftinguerent dans l'armée des Grecs,
au fiége de Troye ; ils jouirent des ho-
neurs, deftinés aux principaux chefs ; ils
reçurent même des marques de diftinc-
tion rémarquables ; puifqu'ils furent
exempts des contributions que tous les
autres payoient. Il étoit jufte qu'ils
fuffent recompenfés des fervices qu'ils
rendoient aux malades. Leurs honoraires étoient payés en gros & ils furent
décidés une fois pour tout, & pour
éviter les petits détails, lorfqu'on fit
les difpofitions pour la marche &
pour l'entretien de l'armée.

Podalire guérit la fille du Roi Da-
mœtus, qui la lui donna enfuite en
mariage. On lui érigea des temples :
on prétend qu'il fonda des écoles de
médecine, d'où fortit enfuite celle de
Cos, qui fept ou huit fiécles après,
compta Hippocrate parmi fes difciples.

Il feroit à fouhaiter qu'on put comparer les progrès que fit la médecine, depuis Podalire jusqu'à Hippocrate, avec ceux qu'elle fit pendant le même espace de tems, dans d'autres lieux. Nos écoles, ou nos Univerfités feroient encore trop modernes pour pouvoir entrer en comparaifon avec les écoles de Podalire, s'il étoit poffible d'en venir à un pareil parallèle. Où en fera la médecine lorfque nos facultés feront auffi anciennes, ou auffi peu connues que les écoles de Podalire.

Machaon périt d'une bleffure au fié-ge de Troye; Il ne put fe guérir lui-même, quoiqu'il en eut guéri tant d'autres; ce qui n'empêcha point qu'on ne le mit au rang des dieux. L'Apothéofe étoit alors auffi commune que les élo-ges hiftoriques le font devenus parmi nous.

Le nom de Machaon fervit dans les fuites à caractérifer les médecins, qu'on nommoit Race de Machaon. Ce proverbe vulgaire, médecin guéris toi toi-même, fut fans doute rappellé à l'occafion de fa maladie, comme on le rappelle encore aujourd'hui aux médecins malades. Mais il eft un autre proverbe auffi parlant & tout auffi vulgaire qu'on appliqua heureufement à un médecin moderne affez connu en France, & nommé Derjardins : il n'y a point dans Desjardins de reméde contre la mort. Machaon n'en trouva point pour fa bleffure.

Polyclete médecin qui vivoit avant Hippocrate fe diftingua par fon attachement à Phalaris tyran d'Agrigente : il fe fit un devoir de ne pas confpirer contre un Prince qui avoit mis fa confiance en lui, quoiqu'on voulut le porter à commettre un pareil crime. Auffi Phalaris marqua-t-il fa réconnoiffance pour fon médecin d'une manière fort honorable à la médecine : „ elle eft „ plûtôt, dit Phalaris, l'art d'un Dieu „ que celui d'un homme, & le mérite „ de Polyclete eft au deffus de toute „ louange ". De pareils éloges de la part des malades ne font pas rares.

Euriphon natif de l'Ifle de Cos fut médecin de Perdicas Roi de Macédoine; il fut l'Auteur des fentences de Gnide, ouvrage qui ne plaifoit point à Hippocrate. Seroit-il poffible qu'Hippocrate qui étoit de l'Ifle de Cos, comme

Euriphon eut montré qu'il étoit homme & médecin en prennant de l'humeur contre un de ses compatriotes & de ses confrères.

Iccus médecin de Tarente & à peu-près contemporain d'Hippocrate, fut tellement attaché aux loix de la diéte, que sa sobrieté dégénéra en proverbe : on disoit un répas d'Iccus pour marquer un répas très-frugal. Bien des médecins ont donné lieu à des apost hégmes de cette espèce. On connoit encore à Paris des œufs à la Chirac, des fricassées à la Sidobre.

Mais ce n'a pas toujours été la sobrieté des médecins qui a donné lieu à ces remarques populaires, au contraire il y en a eu beaucoup parmi eux qui sont devenus célébres par leur gourmandise. Il faut pourtant rabattre de tous les propos qui trotent là-dessus ; il paroît que ces remarques sur la gourmandise des médecins ont été faites par les malades, hors d'état de manger, dans le tems où ils voyoient manger leurs médecins.

Thessalus & Draco fils d'Hippocrate, médecins de grande réputation, ne

dégénererent pas de la vertu de leur
père. Draco eut un fils nommé Hippocrate & qui fut médecin de Roxane
femme d'Alexandre. Jamais on n'a pû
si bien dire, qu'au sujet de ces trois
médecins enfans d'Hippocrate, que
les aigles n'engendrent pas des colom-
bes. Il y a pourtant eu en médecine
comme dans bien d'autres états des
enfans qui ont beaucoup perdu pour
avoir des pères trop illustres. Les fils
de Duret, grand médecin de Paris,
ne furent pas comparables à leur père.

Dexippe de Cos , disciple d'Hippocrate eut le bonheur de pouvoir l'imiter en faisant, pour ainsi dire , la loy à
un grand Prince. Hippocrate ne voulut pas aller traiter le Roi de Perse ;
& Dexippe ne voulut traiter les enfans
du Roi de Carie, qui faisoit la guerre
à la patrie de Dexippe, qu'à condition
qu'il feroit la paix avec elle. Les médecins seroient trop heureux s'ils pouvoient ainsi couper racine à des guerres.
Il est ordinaire, parmi nous, de voir les
généraux de deux armées ennemies s'en-
voyer reciproquement leurs médecins.
Apollonide médecin de la fille

L 5

d'Artaxerce Roi de Perse est connu par un crime énorme commis sur la Princesse. Il en fut puni de mort. Mais peut-être le crime est-il extremement grossi par un confrère d'Appollonide nommé Ctésias qui en a conservé l'histoire & qui auroit mieux fait de la plonger dans l'oubli. La noirceur du médecin historien & délateur contre la réputation de son confrère est plus criminelle que la faute d'Apollonide quand même elle seroit vraye.

Il seroit à souhaiter qu'on pût avoir les mêmes doutes sur la faute de Vectius Valens médecin condamné à perdre la vie au sujet de l'Impératrice Messaline, & celle d'Eudemis médecin de la cour, qui corrompit la jeune Livie.

La médecine a eu ses mauvais sujets & même quelques criminels ; mais il en est peu de l'espèce de Ctésias, c'est-à-dire, qui se soient assez avilis pour publier des fautes d'une certaine espèce, qu'il eut fallu cacher : il en est encore moins qui ayent osé jouer le rôle odieux de délateur. Quelle idée le corps des médecins devroit-il avoir d'un calomniateur public, mal-adroit & féroce qui auroit fait des efforts monstrueux & médités pour perdre un de ses rivaux.

On dit que Virsungius médecin fut assassiné par un de ses confrères, qui lui disputoit une découverte d'anatomie. Si ce fait est vrai, l'ennemi de Virsungius le traita plus doucement que s'il l'avoit calomnié d'une façon à le deshonorer.

Trasias & Alexias se firent connoître parmi les Grecs, en se vantant qu'ils avoient un secret pour mourir sans douleur. C'est une singulière idée pour des médecins que celle d'apprendre à mourir ! Ils avoient sans doute le soin de donner leurs remédes à des malades hors d'état de venir donner des nouvelles de son effet.

Il en est de ces médecins comme de Paracelse & de quelques autres qui se vantoient d'avoir le secret de se rendre immortels. Que risquoient-ils ? après tout ils connoissoient les hommes; il y en a qui courent de la meilleure foi du monde, après des promesses non moins dénuées de fondement.

L. 6

Olimpius médecin de Cléopatre ne fit pas autant de bruit ni de si grandes promesses que Trasias & Alexias ; mais il est fort soupçonné d'avoir été du secret de l'aspic ou du poison avec lequel cette Reine se donna volontairement la mort.

Démocéde médecin qui vivoit environ trois siécles après la fondation de Rome, fut fait prisonnier de guerre par un général de Darius, avec Polycrate tyran de Samos dont il avoit mérité l'estime. Il se fit distinguer des autres prisonniers en guérissant une entorse que Darius se donna en descendant de cheval : il fut très-bien traité à la cour de ce Monarque qui lui donna une somme d'argent si considérable, qu'on dit qu'un esclave s'enrichit des pièces que le médecin laissa tomber. Ce trait met Démocéde à l'abri du reproche d'avarice si souvent fait à ses confrères.

Dumoulin ne faisoit pas façon de convenir du plaisir qu'il avoit à ramasser de l'argent ; il avoit pour ainsi dire réduit son avarice en sistême, il étoit le premier à rire de cette passion,

mais il avouoit que c'étoit la fienne. Il
y a longtems qu'on a dit que les enfans de Galien étoit à portée d'acque-
rir des grandes richeffes ; on ne fait fi
ce proverbe eft fondé fur ce que les
médecins font en général accoutumés
à faire peu de dépenfe comme la plûpart des gens de lettres ; où fur quelques occafions remarquables dans lefquelles on a grandement payé leurs
foins & leurs peines.

Apollophanes, médecin d'Anthiochus
le Grand, Roi de Sirie, fut élevé par
ce Roi à des honneurs confidérables,
pour avoir découvert une confpiration
contre lui. Le médecin fit fon devoir en rendant un fervice fignalé à
fon Prince ; il fe rendit auffi utile
à tous les honnêtes gens ; ils aiment
qu'on leur dévoile les complots de ces
ames jaloufes fans ceffe occupées à
chercher les moyens de perdre ceux
qui font quelqu'ombrage à leurs foles
paffions.

Antiftius, médecin & ami de Jules
Cæfar vifita les playes de ce Héros qui
venoit d'être poignardé. Ce médecin
fit un acte d'humanité & en même

tems un acte de courage. Il se livra tout entier à son devoir & à sa généreuse candeur, sans consulter une politique rafinée, qui lui eut fait entrevoir le danger d'être accusé lui-même comme assassin ou peut-être comme voleur de Cæsar, si des gens mal intentionnés l'eussent apperçû auprès du corps mort. Il y a des esprits ombrageux qui auroient régardé cette action d'Antistius comme une grande imprudence. Des témoins apostés à cette scène auroient pû laisser quelque louche sur la conduite du médecin. Quel est l'acte honnête & charitable que la calomnie ne puisse empoisonner.

Hérophile médecin (celui qui vivoit du tems de Cæsar) sut s'attirer la bienveillance des soldats ; il se fit un parti dont il se déclara le chef; il fut puni comme il le méritoit. Ces exemples qui supposent une sorte de courage extraordinaire, sont rares en médecine ; cette science n'éleve pas les mauvaises ames à d'insignes forfaits; elle les concentre plûtôt dans la sphère des petites intrigues & des trahisons

fourdes; mais les ames belles & honnêtes trouvent fréquemment en médecine les occafions de faire le bien.

Antoine Mufa médecin d'Augufte
fut honoré du titre de Chevalier romain, pour avoir guéri l'Empereur.
Il eut le malheur de perdre le jeune
Marcellus ; ce qui lui caufa beaucoup
de peines & de chagrin. Voilà un
des grands inconvéniens de la médecine : ceux qui l'exercent avec le plus
de foin, courent fouvent le danger de
perdre leur réputation.

Silva difoit que les médecins font
la guerre d'une manière perfide pour
eux : s'ils prennent plufieurs places importantes, on leur en tient peu de compte ; s'ils perdent une bicoque, leurs
lauriers font flétris. Hippocrate avoit
dit plus élégament, que les médecins
fe font une vie pleine de tribulations,
à force de s'occuper des malheurs des
hommes.

Callianax médecin, fier & auftère
eft connu d'après Galien, pour avoir
répondu à un malade qui quittoit la
vie à regret. Patrocle eft mort, qui te
valoit bien ! le trait eft brufque & mal-

honnête. Il y en a vraisemblablement eu plusieurs de cette espèce qui ont donné lieu au reproche de dureté qu'on nous fait quelque fois. Mais il y a des reparties vives & franches qui sont bien éloignées de mériter la critique des ames les plus sensibles.

Pousse médecin de nos jours, distingué à Paris par son savoir & par sa probité, le fut aussi par ses heureuses & promptes reparties : il ne faut pas les confondre avec les boutades de l'humeur, non plus qu'avec les traits envénimés de l'envie & de la colère, qui échapent quelque fois à travers une douceur feinte & aprétée, & qui décélent un cœur à la presse entre toutes les passions, sous les dehors de la tranquillité.

Callimaque qui fut médecin des Bandes impériales avoit une singulière prétention au sujet de l'histoire; il disoit que c'est aux médecins à l'écrire parce qu'ils sont disciples d'Esculape qui étoit fils d'Apollon; c'est-à-dire fils du père des sciences & du protecteur des muses. Cette raison de Callimaque étoit ri-

dicule ; mais fa prétention l'étoit-elle
autant ?

S'il eft vrai comme Montagne le
prétendoit que le vrai moyen de
connoître les hommes de la plus grande
réputation, Cæfar, Pompée & leurs
femblables, feroit de favoir comment
ils fe conduifoient dans leurs ménages
& non point à la tête des armées, qui
pourroit mieux que les médecins peindre les hommes confidérés fous ce point
de vue ?

Ces exemples fuffifent pour donner
une légère idée du rôle que les médecins ont joué dans les palais des Rois
& dans les armées. Les anciens dont
il vient d'être queftion font juger &
en quelque manière connoître les modernes. Bornons nous à choifir, dans
la claffe de ces derniers, deux méde-
decins de nos Rois.

Fagon iffu du côté de fa mère de la
race des la Broffe fertile en médecins,
reçut dans plufieurs occafions, les plus
grandes marques de confiance de la
part de Louis le Grand. Fagon fe fit
remarquer dans la faculté de Paris, par
fon courage à foutenir la circulation

du fang, contre l'opinion alors regnante.

Nos vieux maîtres , fuivant la remarque de Fontenelle , traitoient de
paradoxe ce que Fagon propofoit : il
y en eut qui le plaignirent de bon
cœur de ce qu'il s'attachoit à de pareilles innovations contraires à la
bonne doctrine ; il fut traité d'homme
à fyftêmes. Il y a lieu de croire qu'on
porta les chofes jufqu'à prédire qu'il
ne feroit jamais rien qui vaille en médecine. Il parvint à la première place
& il l'occupa avec autant d'éclat &
de dignité , que les premiers médecins fes prédéceffeurs pris dans la
faculté de Paris.

On fait que les médecins de Philippe Augufte , de St. Louis , de Philippe le Bel , de Charles V , de
Charles VI , de Charles VII , de
Louis XI , de Louis XII , de François I , de Henri II , & de Louis
XIII , étoient membres de la faculté
de Paris.

Fagon traita Louis XIV de concert avec Félix , un des fucceffeurs d'Ambroife Paré , & pré

urfeur des Maréchal & des la Pey-
ronie , que les anciens avoient mis
au rang des médecins de nos Rois.
Depuis environ trois cents ans , on
ne compte au nombre des médecins
que ceux qui ont pris des grades
dans nos facultés.

La poſtérité verra ſi elle conſent
à conſerver notre manière , ou ſi
elle aime mieux l'ancienne ; qui a
duré depuis le commencement du
monde , juſqu'à la fondation des
facultés. Le tems détruira peut-être ,
juſqu'à la mémoire de bien de petites différences ou de diviſions qui
ne font rien au fonds de la médecine,
conſidérée ſous un point de vue auſſi
étendu qu'elle le mérite.

La mémoire de Chirac premier
médecin de Louis le Bien-Aimé , vit
encore parmi nous ; il étoit membre
de la faculté de Montpellier où il fit
beaucoup de bruit avant d'être apellé
à Paris. Je ſuis fâché qu'il reſte quelques traces des vives diſputes que Chirac
eut avec le célébre Vieuſſens : ce dernier mit la faculté de Montpellier de
niveau avec celle de Paris du côté de

l'anatomie. Riolan le fils, médecin de cette dernière faculté, n'avoit point de rival en anatomie avant Vieussens

Monsieur le Regent fut guéri par Chirac. Le grand Prince devint le protecteur du grand médecin. Chirac se déclare à Paris en faveur de la saignée. Il publia sa théorie qui captiva les François de même que sa pratique. Il eut pour successeur Chiroineau son gendre & son éléve, membre comme lui de la faculté de Montpellier.

Les médecins de Henri I, de Louis VIII, de Philippe Auguste, de Charles VI, de Louis XI, de Charles VII, de Charles VIII, de François I, de Charles IX, de Henri III, de Henri IV, de Louis XIII, de Louis XIV, & de Louis XV, furent médecins de la faculté de Montpellier.

Chirac les effaça tous, Silva, Duret & bien d'autres l'appelloient notre maître. Ceux qui l'avoient le moins goûté, & même poursuivi, adopterent ses opinions avec le plus de vivacité. Les enfans de ses ennemis soutiennent encore son système, qui a déplu, en bien des points, aux enfans de ſes amis.

Maurice de Saxe conſulta ſon médecin, pour ſe faire tranſporter, tout malade qu'il étoit, au camp de Fontenoy ; comme Auguſte avoit conſulté le ſien avant la bataille de Philippes.

Perſonne n'ignore enfin quelle doit être la vigilance de la médecine & de tous ceux qui en cultivent les diverſes parties, dans une armée, pour les campemens, les vivres, les remédes, les Hopitaux les ſuites des batailles. Quelle activité ne doivent pas montrer les miniſtres de ſanté, parmi une foule de héros, que le courage entraine aux dangers, pour le ſalut de la patrie !

La confiance des militaires pour les miniſtres de ſanté égale leur courage & leur noble candeur. Les dangers fréquens qui ſe préſentent laiſſent les ames ſe montrer ſans aucune reſtriction. Il eſt fort ordinaire qu'un miniſtre de ſanté ſoit le dépoſitaire des dernières diſpoſitions d'un militaire. Ce commerce de confiance devient nécessaire dans mille occasions pressantes.

Plusieurs ministres de santé après avoir pretés à des officiers, une partie des honoraires qui leur avoient été payés (quelque fois aux dépens de ces mêmes officiers) se sont trouvés chargés de bijoux, de lettres, ou de commissions, pour les parens ou pour les héritiers de ceux qu'ils avoient sécouru à proportion de leurs facultés.

Les héritiers des officiers qui sont morts ont reçu & reçoivent tous les jours avec tendresse les marques de souvenir de leurs parens ; il n'en est point qui se soient avisés de soupçonner un ministre de santé, qui leur parle ou qui leur écrit , de s'être emparé des bijoux qu'il remet à leur destination que lui seul peut savoir , ni d'avoir voulu se les aproprier , ou les retenir pour gages ; de pareilles idées n'entrent point dans des cœurs élevés & généreux. La calomnie essaya toujours sans succès de noircir un dépositaire , qui reçut les dernières volontés d'un officier mort dans une bataille ou dans quelqu'occafion femblable.

Le rôle des médecins eft donc bien grand auprès des militaires. Les devoirs qu'ils leur rendent font recompenſés par une confiance bien entière & bien légitime! la façon dont il fe conduifent auprès des officiers qui leur confient leurs fecrets, doit fervir de guide pour d'autres médecins, qui fe trouvent dans des circonftances où ils font évidemment & indifpenfablement forcés d'agir comme les médecins militaires.

S'ils prennent les précautions que leur dictent leurs lumières, leur préfence d'efprit, & leur peu d'expérience, au fujet des dernières volontés de leur malade, ne doivent-ils pas en être loués, quand même ces précautions paroîtroient pécher contre les formes ordinaires, qu'ils ne font pas obligés d'entendre? ne doit-on pas s'en rapporter à ce qu'ils difent, ou plûtôt à ce qu'ils font? ne doit-on pas les juger, d'après les loix de la néceffité, qui ne peut en avoir, comme perfonne ne l'ignore.

Ce problême regarde premièrement

les médecins & leurs différens corps. Ils ne pourroient sans renoncer à leurs constitutions, à leurs droits, à l'honnêteté, & à la liberté inséparables de leur état, approuver ni former, sur ces objets, des doutes qui retomberoient sur eux-mêmes.

Ce problème intéresse aussi plusieurs membres de la noblesse du Royaume; ils ont reçu, des ministres de santé, les derniers adieux de leurs parens, & ils les ont reçu, avec ces sentimens d'amour, de respect, & de confiance qui écartent des ames bien nées les soupçons noirs, inquiets & deshonorans, pour la véritable noblesse : elle abandonne ces traits aux basses menées de l'envie !

§ I I.

§ I I.

Inconvéniens de la petite vérole dans les armées : la vie des militaires les rend sujets aux accidens graves de la petite vé-role. Exemple d'une petite vé-role d'une mauvaise espèce à Paris en 1763.

DAns quel labirinte d'embarras & d'inconvéniens ne plonge pas les militaires cette cruelle petite vérole qui surprend souvent nos guerriers au milieu de leurs conquettes, & qui fait sourdement le malheur de la vie de beaucoup d'entr'eux ; on en a vû qui étoient prêts à verser la dernière goutte de leur sang pour le service du Roi & qui frémissoient au seul nom de petite vérole.

On en a vû souvent échapper aux plus affreuses batailles & devenir les victimes de la petite vérole. Les

M

pères & mères ne ceſſent de craindre pour leurs enfans, cette maladie
trop ſouvent épidémique & mortelle
dans les armées. Les épouſes vertueu-
ſes & attendries ne peuvent plus, comme les anciennes Lacédémoniennes, ſe
glorifier des bleſſures de leurs maris :
la petite vérole les leur enleve ou les
leur rend quelque fois plus défigu-
rés que les coups de feu.

Les militaires enfin ont trop d'ennemis à combattre : les fatigues néceſſai-
res de la guerre & les horreurs de la
petite vérole, d'autant plus dangereuſe
pour eux, que leur manière de vivre
eſt plus éloignée d'amener une diſpo-
ſition favorable pour réſiſter à cette
maladie.

Je connois & je reſpecte les reſſources, les lumières & l'activité des
médecins employés dans nos armées :
nous marchons d'un pas plus lent
chez nos malades ordinaires. Les fréquens exemples des maladies traitées
ſur des hommes courageux & plus
décidés que les habitans des villes,
élèvent l'ame des médecins militaires.

Mais ils ne doivent en être que

plus fenfibles à la perte de ceux que la petite vérole leur enleve, auffi fréquemment qu'à nous. Ces pertes ne peuvent s'oublier en France : elles n'y font que trop répetées. Peut-être même les mouvemens & les fracas de la guerre font-ils nuifibles au traitement de la petite vérole.

Je fuis fûr au moins, qu'il n'eft aucun médecin d'armée qui n'ait vû, avec douleur, les ravages d'une épidémie de petite vérole : il n'en eft aucun qui ne fouhaitât que tous les foldats du Roi euffent été inoculés, ou n'euffent pas à craindre cette cruelle maladie : elle peut mettre la confternation dans un camp, elle augmente fans doute les mauvais effets de l'air empoifonné des hopitaux.

R * * quitte l'armée & arrive parmi nous où fa réputation l'avoit précédé : le fuffrage de nos guerriers fixe les yeux fur lui. Une petite vérole des plus malignes l'attendoit : elle afflige la cour & la ville : les cœurs font attendris fur le danger que court une vie précieufe. L'Attachement qu'on a pour la malade rend l'idée qu'on a de la maladie plus affreuse & plus allarmante. R** appelle un praticien connu, F** qui jouit de la réputation la plus heureuse & la mieux méritée; ils épuisent de concert les ressources de l'art.

Quels momens cruels l'Inoculation auroit épargné ! le succès couronne enfin la manœuvre des médecins : ils triomphent & le public triomphe avec eux. Un ou deux jours avant cet heureux changement, tout le monde auroit désiré que la malade eut eu la petite vérole par Inoculation : depuis le succès, le public léger oublie ses craintes & ses larmes.

Mais il y a lieu de croire que F * * & R * * n'en font pas moins des vœux pour que l'Inoculation puisse prendre faveur.

Notre voix & nos vœux peuvent, sur un pareil objet, être comptés pour quelque chose ; nous avons aussi, heureusement guéri des petites véroles de mauvaise espèce, sous les yeux de la cour & de la Ville, mais nous en avons perdu & nous ne l'oublions point non plus fans doute que F** & R***

Puiffent les vœux que nous formons, & dont je ne me départs pas auprès des malades les plus obfcurs, mériter l'attention de nos guerriers : c'eft peut-être par des efforts utiles & féfables hors des Villes , que nos foldats pourroient donner l'exemple aux habitans, nos timides des Villes. Ils pourroient, pendant le tems de la paix fervir courageufement la patrie contre un fléau non moins terrible que la guerre.

J'appelle ici à notre fecours tous les médecins des armées du Roi : ils favent à quel point le Miniftre, duquel ils ont le bonheur de dépendre, porte fes vues du côté du bien public : il les écoutera lorfqu'ils le prieront de jetter un coup d'œil fur la jeuneffe militaire, l'efpoir de la nation & l'apui de la France : la petite vérole naturelle peut la moiffonner à la première campagne & au moment le plus critique de la guerre.

En vain cette école où notre nobleffe fe forme & s'apprête à la gloire

fournira t'elle de braves soldats ? Si l'Inoculation ne les garantit de la petite
vérole, ils deviendront les victimes
d'une cruelle maladie, comme ceux
qui n'ont rien couté à l'état pour leur
éducation ; peut - être même plûtôt,
puisqu'il est vrai que tous les jeunes
gens des Provinces viennent dans l'âge
où leur tempérament se forme, respi-
rer l'air de Paris qui rend le corps
très - susceptible des ravages de la petite
vérole.

§ III.

La maladie vénérienne dans l'ar-
mée de Charles VIII : vains ef-
forts des médecins dogmatiques :
succès des empiriques : nouveaux
remédes proposés de nos jours :
l'Inoculation moins allarmante,
que ces nouveaux remédes.

J'Adresse encore quelques réflexions
à nos médecins militaires ; elles

regardent cette maladie que l'armée
de Charles VIII nous apporta de Na-
ples , & que d'autres foldats avoient
fuivant toute apparence , portée d'A-
mérique.

Dans quel excès d'horreur & de
triftefle ne jetta-t'elle pas les hommes lorfqu'elle fe répandit en Europe?
Les defcriptions que nos prédéceffeurs nous ont laiffées fur cet objet
font frémir ; l'hiftoire critique & bien
circonftanciée des efforts des médecins de ce tems-là contre le nouveau
monftre qu'ils eurent à combattre manque encore.

Elle manque , malgré les travaux
de tant de favans auteurs , qui n'ont
pas pris la chofe par le côté le plus
piquant , je veux dire en péfant & en
évaluant avec goût , & avec précifion,
toutes les tentatives faites & tous les
fyftêmes imaginés pour trouver le vrai
reméde de la maladie vénérienne.

Les dogmatiques firent mille efforts
peu utiles, c'en étoit fait , peut-être
de l'efpèce humaine , fi un heureux
empirifme n'eut enfin trouvé le mercure : ce reméde mis dans la claffe

des poisons par les anciens eut moins
de peine à combattre la maladie, que
les idées des vieux Galénistes ; ils
croyoient, peut-être de bonne foi ! que
l'art n'alloit pas plus loin que leurs
vœux & leurs systêmes.

Quel exemple pour nous, & pour
tous les médecins avenir ! je le trouve
encore plus parlant, que la rude leçon donnée à nos pères, par les premiers partisans de l'antimoine qui n'é-
toient aussi, pour le dire en passant,
que des espèces d'empiriques.

Enfin la méthode, venant au secours
de la pratique, avoit fait des régles de
traitement, que nous regardions comme inébranlables ; nous croyions avoir
épuisé toutes les manières possibles
d'administrer le mercure & avoir choisi la meilleure. Qu'arrive-t'il sous nos
yeux ? deux nouvelles manières d'employer le mercure s'élevent à la fois ;
les dragées antivénériennes & le subli-
mé corrosif viennent essayer de ban-
nir les frictions qui étoient notre grande ressource.

Ces deux remédes ont des protecteurs éclairés & dont le témoignage

étonne & entraine les fuffrages. Les faits accumulés parlent en faveur de ces remédes. Les militaires fe livrent avec empreffement aux épreuves qu'ils exigent; ils frayent la route aux habitans des Villes , & femblent en quelque manière fe preffer d'arracher une maladie qu'ils nous ont apportée.

Je dis qu'il n'y a pas des efforts plus confidérables à faire, ni des dangers plus marqués à fuivre dans l'effai de l'Inoculation. Je fens fort bien que cette comparaifon n'eft pas une raifon abfolument déterminante pour la tolérance de l'Inoculation; mais au moins elle favorife cette tolérance ; & ceux qui permettent des tentatives fur le fublimé & les dragées, peuvent à moins de rifque permettre l'Inoculation.

L'ardeur de nos militaires ne demande qu'à être reveillée ; c'eft à eux à donner l'exemple dans toutes les entreprifes qui exigent de la vigueur : c'eft à eux à nous préferver des effets de la terreur qui nous arrête & qui a exigé une protection fpéciale de la juftice qui cherche le bien.

La petite vérole eft plus à craindre

M 5

que les ennemis : elle ménace les grands & le peuple, nos Princes & tous les ordres de l'état. La justice ne cherche que des exemples autrement constatés, que par des écritures & des discussions trop minutieuses, pour fonder une loi invariable.

I V.

La petite vérole sur mer, en Amérique : la manière dont nous agissons avec les Nègres répond aux reproches qu'on fait aux Circassiens & aux Chinois au sujet de leurs enfans.

LA petite vérole est tout aussi à craindre sur mer & dans nos colonies que dans le continent : elle y est encore peut-être plus affreuse : elle y vient toujours plus mal à propos, puisque les opérations les plus délicates roulent sur un nombre déterminé

d'hommes qu'on n'eſt pas à portée
de remplacer.

Un vaiſſeau dont l'équipage eſt de
ſix à ſept cents hommes, plus ou
moins, part pour ſa deſtination, après
avoir énormement couté à ſa nation. Il
eſt néceſſairement arrêté dans ſa cour-
ſe, on eſt obligé de relacher lorſque
la petite vérole ſe déclare ſur quelques
matelots, ſurtout ſi la plus grande partie d'entre eux n'ont point eſſuyé cette
maladie, la frayeur qui ſaiſit l'équipage augmente la néceſſité de le mettre
à terre. Le moindre embarras pour le
capitaine eſt de manquer alors aux ordres qu'il avoit reçus.

Voilà une opération peut-être im-
portante pour l'état & qui eſt abſo-
lument manquée. Les ennemis peuvent
tomber ſur ce vaiſſeau dans le moment où il eſt, pour ainſi dire, ſans
défenſe : on eſt obligé de mettre les
malades à terre, & de les répandre
dans des hopitaux où ils ſont reçus
avec peine, & où l'on les traite avec
l'effroi qu'inſpire la contagion qu'ils
vont répandre partout.

Si tous les marins avoient été inoculés dans leur enfance, ou avant de quitter leur patrie, tous ces inconvéniens, desquels dépend quelque fois le fort des empires, ne feroient pas arrivés : on n'auroit pas perdu, aux momens les plus preffans, des matelots & des foldats qu'on forme à peine par une expérience de dix années.

Suivons un vaiffeau marchand qui fait voile vers la Guinée pour y charger des négres & les tranfporter en Amérique. La traite fe fait heureufement jufqu'au moment où le vaiffeau qui ne contenoit qu'environ cent hommes, contient de plus quatre à cinq cents négres de tout âge & qui font pour ainfi dire les uns fur les autres.

La petite vérole fe déclare fur ces négres, comme on l'a vû arriver ; le capitaine & ceux furtout des matelots qui n'ont point eu la petite vérole, font dans la pofition la plus trifte. Tout l'équipage eft en danger foit à caufe du mauvais air & des effets qui peuvent s'enfuivre, foit faute de fujets pour la manœuvre. L'expérience a trop appris à fe défier des négres pour qu'on puiffe compter fur eux.

Lorsqu'ils arrivent en Amérique on ne peut s'en défaire : personne ne veut se charger de ces pestiférés : ils meurent abandonnés de tout le monde : l'avarice sordide de quelques habitans les conduit à peine à soigner ces hommes comme des bêtes presqu'abandonnées à leur sort : le capitaine & l'armateur sont ruinés ; l'Isle dans laquelle on aborde éprouve les suites de la contagion. Ce dernier malheur n'arriveroit point si les habitans de l'Isle avoient été inoculés.

Plusieurs habitans des Isles d'Amérique possédent jusqu'à cent petits négres ou négrillons créols, ou qui sont nés dans l'Isle. Les autres habitans en ont à proportion de leurs richesses qui dépendent même du nombre des négres : la petite vérole, comme l'expérience le prouve, fait périr de même qu'en Europe, un nombre considérable de ces négres avant qu'ils parviennent à l'âge de vingt cinq ans.

Mais ici la petite vérole enleve des négres précieux pour le commerce qu'on a coutume d'en faire & qui ont couté beaucoup à former & dont deux ou trois font fouvent l'aifance du maître : elle prend encore plus mal à propos qu'en Europe : en voici la preuve frappante & fondée fur ce qu'on a vû arriver quelque fois.

Un habitant a une fucrerie & deux cents efclaves ; des canes à proportion : fon commerce roule fur ces fonds qui fait fubfifter plufieurs familles. Il faut du fucre ; il faut couper des canes ; il fe préfente une bonne occafion : la faifon preffe : quelle doit être la défolation d'un habitant qui apprend dans ces circonftances que la petite vérole eft parmi fes négres ; que les principaux ouvriers de la fucrerie font attaqués de la maladie ! il fe voit à la veille d'être ruiné & d'entrainer fes affociés dans fa perte : il perd pour le plus favorable quelque négre precieux & toute fa recolte.

La recolte du caffé eft encore plus périlleufe que celle du fucre. On fait que le caffé fe cueille en Amérique pendant la faifon des pluyes : il n'eft mur qu'en ce tems-là : il meurit tout à la fois & il faut le récueillir pour ainfi dire le même jour. L'habitaut a des négres à proportion du nombre des pieds de caffé.

La petite vérole furvient : elle empêche ou diminue fenfiblement la récolte. Les dépenfes pour le traitement font exceffives ; fi la maladie eft maligne, l'habitant perd fes négres & fon habitation. Tout cela n'arriveroit pas fi l'on avoit coutume d'inoculer les négres dans leur enfance, & qu'on choifit pour cette opération les faifons libres dans lefquelles il n'y a pas des travaux indifpenfables, ou qui ne peuvent fe réculer.

J'infifte fur la perte des négres & fur les malheurs qui leur arrivent pour plus d'une raifon. Premièrement il eft évident que comme ils font perfonnellement la richeffe des habitans, les motifs pour les conferver doivent rédoubler. En fecond lieu ce qui arrive aux négres fournit une réponfe bien parlante à quelques-uns de ceux qui rejettent l'Inoculation.

Ils difent que la raifon de l'admettre tirée de l'exemple des Circaffiens & des Chinois, ne fauroit être d'aucune valeur parmi nous, qui fommes plus attachés à nos enfans que les Chinois & qui ne faifons point de commerce de nos filles comme les Circaffiens.

Eh! que font les négres dans nos habitations? comment les traite-t'on? ne les vend-t'on point ne les achete-t'on point? notre humanité en fouffre peut-être; mais il eft certain que par les fuites néceffaires de notre commerce, nous ne devrions pas trouver mauvais ni étonnant, que quelque commerçant s'enrichit en inoculant les jeunes négres, & les vendant enfuite à un prix d'autant plus confidérable, qu'ils ne rifqueroient point d'avoir la petite vérole.

Ne nous amufons donc point à murmurer contre les Circaffiens & les Chinois; tachons au contraire de les imiter un peu plus au fujet de l'Inoculation, & s'il faut ne pas leur reffembler, que ce foit en ménageant nos négres, qui font nos efclaves à des titres trop rigoureux pour eux.

CHAPITRE SIXIEME.

Les Médecins Théologiens.

§ I.

Union de la Théologie & de la médecine : description médicinale de la vieillesse tirée de l'Ecclésiaste : la médecine avant le deluge.

LA médecine a de tout tems été intimement liée avec la religion : on ne sauroit enlever cet honneur à notre art. L'arrêt du Parlement de Paris, en demandant l'avis de la Théologie, joint à celui de la faculté de médecine, a confirmé cette union : elle est en effet indissoluble dans bien des cas, comme dans la question de l'Inoculation. Ne craignons donc point de tracer ici avec respect les rapports que la médecine eut toujours avec la Théologie.

L'Eglise elle-même, dans des siécles

peut-être plus heureux que le nôtre,
a chargé fes miniftres de l'étude &
même de la pratique des principales parties de l'art de guérir : c'eft ce dont la
preuve nous eft trop avantageufe pour
que nous ne faififfions pas l'occafion
d'en expofer les motifs ; ils femblent
pris dans la nature même de la Théologie & de la médecine.

» Souvenez-vous de votre créateur
» pendant les jours de votre jeuneffe...
» avant que le foleil, la lune & les
» étoiles s'obfcurciffent , avant que
» les nues retournent après la pluye

Avant que le cœur , qui eft le foleil
du corps vivant, perde fa vivacité &
fon feu, & qu'il ceffe d'éclairer ou
d'animer toutes les parties. Avant que
le cerveau qui préfide fur le corps ,
comme la lune fur la terre, s'afoibliffe
dans fes fonctions , & que les vifcè-
res , qui font comme les étoiles du
corps , perdent leur activité fi néceffaire à la vie & à la fanté ; avant que
les fluxions & les cathares fe fuccédent
les uns aux autres fans interruption.

» Lorfque les gardes de la mai-
» fon commenceront à trembler , les

,, forts s'ébranleront ; celles qui avoient
,, accoutumé de moudre feront ré-
,, duites en petit nombre &. devien-
,, dront oifives , & ceux qui regar-
,, doient par les trous feront couverts
,, de ténébres".

Lorfque les bras , qui font vos
gardiens naturels , manqueront de force , vos jambes , qui font faites pour
vous foutenir . ne pourront plus vous
porter ; elles fléchiront fous le poids
de votre corps affoibli. Le nombre de
vos dents , qui font deftinées à moudre la nourriture , fera fenfiblement
diminué ; celles qui refteront feront
ébranlées & auront perdu leur émail ;
vos yeux , qui font des fentinelles
placées à portée de vous aver-
tir à propos, feront obfcurcis : ils feront chaffieux , larmoyans & fans vivacité.

,, Les portes des rues feront fermées ,
,, la voix de celle qui avoit accou-
,, tumé de moudre , fera baffe ; on
,, fe levera au chant de l'oifeau ; les
,, filles de l'harmonie deviendront four-
,, des.

Les voyes naturelles , par lefquelles ﬂe corps ﬁe nétoye , ﬁe fermeront , ou perdront leur reﬂort ; les organes de la voix n'auront plus leur foupleﬀe , & l'ufage même de la parole fera interdit ; vous ne pourrez jouir du fommeil néceﬀaire ; vous ferez réveillé dès le point du jour , fans pouvoir vous livrer à la tranquillité de la nuit. Les oreilles qui vous amufoient par les fons agréables qu'elles faifoient paﬁer jufqu'à votre ame , comme les inﬂrumens de mufique des plus mélodieux , ne vous amuferont plus : vous ferez plongé dans un morne & triﬂe filence.

„ Les lieux les plus élevés ne fe-
„ ront point épargnés , & ils trem-
„ bleront dans le chemin. L'aman-
„ dier fleurira , la fauterelle s'engraif-
„ fera , le caprier fe deﬀéchera".

Le corps fe courbera & fe fléchira, d'autant plus qu'il aura été plus droit & plus élevé ; il ne pourra plus fe remuer fans danger. Les cheveux blanchiront , la taille, qui fut déliée, s'épaiﬁira ; le ventre qui fut fouple groﬁira ; la barbe qui eﬂ le figne de la force & de la chaleur, tombera.

„ Avant que la chaine d'argent foit
„ rompue , avant que la bandelette
„ d'or fe retire ; avant que la cruche fe
„ brife fur la fontaine & que la roue
„ fe détruife fur la citerne : la pouf-
„ fière reviendra à la terre d'oû elle
„ étoit venue... L'homme s'en ira dans
„ fa maifon de l'éternité, & les pleu-
„ reurs le pleureront dans les places,
„ publiques ".

La moéle de l'épine, qui eſt une
colomne blanche & déliée qui s'étend
dans toutes les parties où elle entretient le fentiment, n'aura plus de fenfibilité ; la foibleffe & la paralifie s'en-
fuivront bientôt. Le fang qui fuit les
vaiffeaux comme fes routes naturelles, pour aller revivifier les différentes
parties , & leur porter la chaleur & la
couleur vermeille qui dénote la vie
& la fanté, fera arrêté & fe figera dans
fes vaiffeaux. Le cours des urines fera
fufpendu ; foit que la veffie qui eft
comme la cruche deftinée à les recevoir
ne puiffe plus les contenir, foit que
les reins qui ont quelque rapport aux
roues ou aux poulies au moyen def-
quelles on tire l'eau des citernes, ne

puiffent plus tirer du fang ; l'urine qui y croupira & le fera tomber en corruption.

Le corps reprendra fa première exiftence de terre & d'un peu de boue, dont il fut formé. L'ame rentrera dans le fein de l'Eternel. Vos amis s'entretiendront quelques inftans de l'hiftoire de votre vie ; ils fe tairont bientôt , & vous feront leurs derniers adieux.

Cette defcription de la vieilleffe, confidérée comme une maladie , eft tirée de l'Eccléfiafte : elle eft , fi on peut le dire, entièrement médicinale ou anatomique ; elle a paru intéreffante à tous ceux qui l'ont lue & commentée, & que je fuis ici. Elle peut fervir de fondement à quelques remarques qu'il m'eft, je crois, permis de faire au fujet de notre ancienne union avec les théologiens. Cette union qui honore la médecine eft fondée fur des rapports qu'elle a par fa nature avec la Théologie.

Celle-ci , toujours occupée des chofes faintes , n'a point dédaigné de porter quelque fois le nom de médecine, de l'ame, elle étend même fes droits fur les fonctions corpoielles, apanage principal de la médecine; mais nous fommes auffi obligés de nous élever jufqu'aux fonctions de l'ame, & on nous le permet lorfque nous le faifons, avec la retenue convenable & néceffaire à nos foibles lumières.

L'Ecriture Sainte ne parle d'aucun médecin avant le déluge, quoiqu'elle n'ait pas paffé fous filence les métallur-giftes, les muficiens, les chaffeurs, les militaires & ceux qui bâtirent les Villes. Bien des auteurs ont pourtant prétendu qu'Adam favoit la médecine, de même que les Patriarches d'avant & d'après le déluge.

Ils furent la plûpart bergers & Pro-phêtes ou divinement infpirés pour in-terprêter les fonges; ce qui fait pen-fer qu'ils étoient auffi médecins. Ils cultiverent fans doute l'empirifme & ils furent les premiers maîtres des Cal-déens, des Affiriens & des Egiptiens.

Je ne penfe point que le nom qu'A-dam donna à toutes les créatures qui venoient de fortir des mains de Dieu, foit une preuve de fon grand favoir

en la science de la médecine phisique
& dogmatique. Je crois devoir en dire autant de la manière dont Noé
ménagea les différentes espèces d'animaux, & sépara les purs d'avec les
impurs dans l'arche ; & enfin du moyen
que Jacob employa, pour que ses trou-
peaux devinssent bigarés & de plusieurs
couleurs.

Tous ces traits ont été rapportés
& commentés pour prouver que nos
premiers pères étoient très-instruits en
médecine. J'eusse trouvé leur science
mieux établie sur la connoissance que
l'usage dût leur donner des alimens
& de la manière de les apprêter.

Ils faisoient du pain, du vin &
du fromage ; ils faisoient cuire leurs
légumes & leurs viandes, & cultivoient
leurs fruits : ils faisoient part à leurs
égaux & à leurs inférieurs de leurs
réflexions & de leurs découvertes :
voilà des vrais essais de médecine.

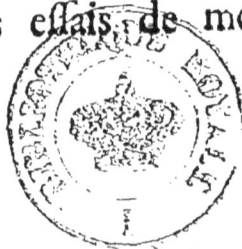

§ I I

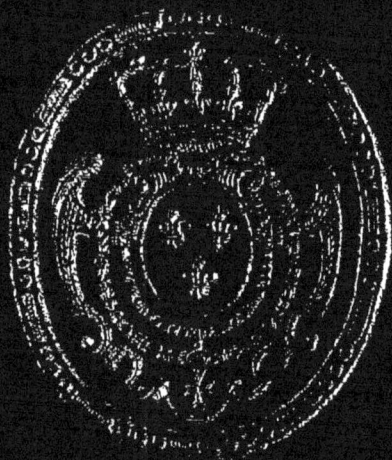